CW00518953

RECHERCHES

SUR UNE DES CAUSES LES PLUS FRÉQUENTES ET
LA MOINS CONNUE

DE L'AVORTEMENT.

On trouve chez le même Libraire

Les Ouvrages suivans, de madame Boivin.

Mémorial de l'art des accouchemens, ou principes fondés sur la pratique de l'Hospice de la Maternité ; troisième édition, considérablement augmentée, avec 140 planches. Paris, 1824, un fort vol. in-8°. 14 fr.

Mémoire sur les hémorrhagies internes de l'utérus, couronné par la Société de Médecine de Paris, Paris, 1819, in-8° 3 f. 50 c.

Nouveau traité des hémorrhagies l'utérus, traduit de l'Anglais de Rigby et Duncan ; suivi d'une lettre de M. Chaussier, sur la structure de l'utérus, et précédé d'une Notice historique sur le traitement des hemorrhagies utérines. Paris 1818. in-8°. 6 f. 50 c.

Recherches, observations et expériences sur le développement naturel et artificiel des maladies tuberculeuses, suivies d'un nouvel examen des doctrines pathologiques sur la phthisie tuberculeuse ; les concrétions hydatideuses, les tumeurs scrophu- etc. ; trad. de l'Anglais, de Barron, avec des notes, Paris, 1825, leuses, in-8° fig. coloriées. 7 f. 50 c.

Nouvelles recherches sur l'origine, la nature et le traitement de la mole vésiculaire, ou grossesse hydatique ; Paris, 1827, in-8° fig. 2 f. 50 c.

RECHERCHES

Sur une des Causes

LES PLUS FREQUENTES ET LA MOINS CONNUE

DE

L'AVORTEMENT;

SUIVIES D'UN MÉMOIRE

SUR

L'INTRO-PELVIMÈTRE,

OU

MENSURATEUR INTERNE DU BASSIN;

COURONNÉ PAR LA SOCIÉTÉ ROYALE DE MÉDECINE DE BORDEAUX;

PAR Mme VEUVE BOIVIN,

Docteur en médecine de l'Université de Marbourg;
Membre correspondant de la Société royale de médecine de Bordeaux;
Gratifiée de la médaille d'or du mérite civil de Prusse;
Surveillante en chef de la Maison royale de Santé,
de l'Administration des Hôpitaux de Paris.

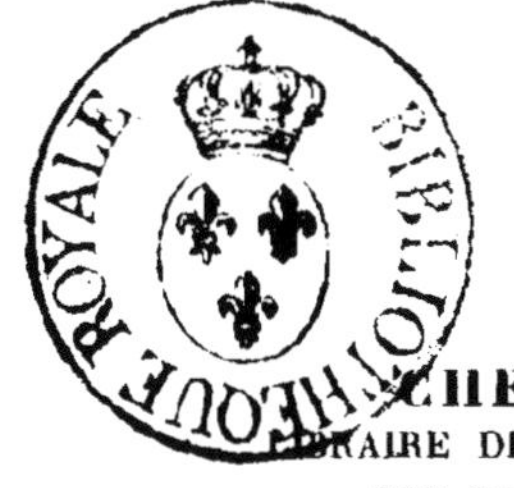

Paris,
CHEZ J.-B. BAILLIÈRE,
LIBRAIRE DE L'ACADÉMIE ROYALE DE MEDECINE,
RUE DE L'ÉCOLE-DE-MÉDECINE, N° 13.
LONDRES, MÊME MAISON,
3 Bedford street, bedfort square.
A BRUXELLES, AU DÉPÔT DE LA LIBRAIRIE MÉDICALE FRANÇAISE

1828.

De l'imprimerie de C. THUAU,
cloître Saint-Benoît, n° 4.

A Messieurs

LES PROFESSEURS DE LA FACULTÉ DE MÉDECINE
DE L'UNIVERSITÉ DE MARBOURG.

Messieurs les Professeurs,

Faire le sacrifice de tout ce qui peut charmer et embellir la vie pour se livrer sans relâche aux dégoûts de l'étude, aux désagrémens de la pratique, aux fatigues de l'enseignement de l'art de guérir n'est que l'accomplissement des devoirs du médecin ; mais exciter en même temps une ardente émulation parmi les personnes qui suivent la même carrière, ou quelques sentiers qui conduisent au même but ; accorder d'honorables distinctions à celles qui s'y font remarquer par leur zèle ou par l'importance de leurs travaux ; bannir toutes espèces de préjugés de profession, de pays et de sexe dans la distribution de ses recompenses, c'est se montrer vraiment philosophes et amis de l'humanité; c'est acquérir les droits les plus puissans au respect et à la reconnaissance de ceux qui jouissent de si précieux avantages.

Ce sont ces sentimens de respect et de gratitude que je me sens pressée de vous offrir, MESSIEURS, pour le grade de docteur en médecine et en l'art obstétrical que vous avez daigné me conférer en récompense de mes faibles travaux.

Votre indulgence, MESSIEURS, m'a encouragée à vous prier aujourd'hui d'agréer l'hommage d'un recueil d'observations sur quelques parties de l'art des accouchemens. L'honorable distinction qu'une partie de cet ouvrage vient d'obtenir en France, ma chère patrie, de la part d'une société de savans médecins, me fait espérer qu'il recevra de vous un accueil plus favorable encore que ceux qui l'ont précédé.

Il me reste à m'acquitter d'un devoir d'amitié envers votre célèbre compatriote, Mme Ve WITTENBACH, que son ingénieuse bienfaisance sut associer à vos importans et utiles travaux par la fondation qu'elle vient de faire de plusieurs prix annuels en faveur des étudians en médecine et des élèves sages-femmes de l'École d'accouchemens de Marbourg. Permettez-moi donc, MESSIEURS, d'appeler cette digne amie à partager avec vous la profonde vénération et le respect qu'inspirent les actions nobles et généreuses à celle qui a l'honneur d'être,

MESSIEURS LES PROFESSEURS,

VOTRE TRÈS HUMBLE SERVANTE,

Ve Boivin.

Paris, ce 6 septembre 1826.

RECHERCHES

SUR UNE DES CAUSES LES PLUS FRÉQUENTES ET
LA MOINS CONNUE

DE L'AVORTEMENT.

Parmi les nombreuses causes d'avortemens, il en est une fort commune qui a échappé à l'attention des écrivains qui se sont occupés de ce sujet d'autant plus important, qu'il intéresse la population dans sa source même. Nous ne ferons pas ici l'énumération de toutes les causes qui peuvent amener la mort de l'embryon; de celles qui s'opposent au développement du fœtus, et qui le plus souvent dépendent des maladies de ses annexes et de son système circulatoire; nous ne rappellerons pas non plus toutes les causes extérieures qui peuvent exercer sur la femme une influence funeste pour elle-même et pour le fruit qu'elle porte dans son sein : nous croyons également superflu d'exposer le nombre et la nature des agens médicaux ou méeaniques qui déterminent nécessairement la mort du fœtus ou son expulsion prématurée. Nous ne parlerons que d'une affection de l'utérus et de ses dépendances dont les signes sont généralement méconnus, dont l'existence est le plus souvent ignorée. C'est cette affection, considérée comme cause fréquente d'avortemens qui fait le sujet de ce Mémoire. Nous verrons en même temps quelles peuvent être les causes prédisposantes de cette affection, les signes qui la caractérisent, les moyens d'y remédier en quelques circonstances, et ceux de la prévenir.

C'est dans les faits recueillis auprès des malades, c'est d'après l'examen attentif des pièces pathologiques, que nous avons puisé quelques-unes des réflexions que nous y avons ajoutées. Nous n'avons emprunté que quatre observations qui ont rapport au même sujet, sous le point de vue seulement du traitement à employer dans les cas analogues à ceux que nous avons suivis à la Maison royale de Santé, dans le service de M. *Dumeril*, médecin en chef de l'établissement.

Nous désirons que le sujet de notre travail présente au lecteur l'intérêt qu'il nous a paru mériter.

PREMIÈRE OBSERVATION.

Avortement à cinq mois suivi de mort.

Madame Kall..., veuve, âgée de 27 ans, d'un tempérament lymphatico-nerveux, de haute stature, d'un médiocre embonpoint, était accouchée pour la première fois à 21 ans, à l'aide du forceps, après un travail de soixante heures. Les suites de couches furent compliquées d'une péripneumonie qui retint la malade au lit pendant trois mois. Depuis elle eut deux autres couches à terme et heureuses.

Logée très-étroitement, comme le sont la plupart des marchands en boutique de Paris, cette femme couchait dans une soupente très-étroite et entièrement privée d'air; ses repas n'étaient point reglés; en général sa nourriture était peu soignée, et depuis fort long-temps elle était sujette à la constipation.

Vers le milieu de février 1826, en sortant d'un bal, madame K. fut prise d'un catharre aigu accompagné d'une toux violente qui ne l'empêchait cependant pas de vaquer aux affaires de son petit négoce. Mais une douleur fixe, pongitive, dans le côté gauche et antérieur de la poitrine, détermina la malade à appeler les secours d'un médecin. Elle éprouva un peu de soulagement de l'application de vingt sangsues sur le point douloureux.

Des douleurs utérines qui s'étaient manifestées après l'application des sangsues amenèrent l'expulsion d'un embryon de cinq mois ainsi que de ses annexes.

Cette malade, qui vivait en femme mariée, ne put passer le temps de ses couches chez elle; elle fut transportée à la Maison royale de Santé, le troisième jour de son avortement et le cinquième de la péripneumonie. Malgré l'emploi de tous les anti-phlogistiques possibles, cette femme succomba le dixième jour de sa maladie, le septième de son avortement et le sixième de son entrée à la maison.

DISSECTION.

La *tête* n'a point été examinée.

Thorax. Plèvre adhérente de toutes parts; ces adhérences paraissent anciennes. Le grand lobe du poumon droit contient un kyste du volume du poing, rempli de matière puriforme. Le lobe gauche est pour ainsi dire lardé de tubercules plus ou moins volumineux dont plusieurs sont en suppuration.

Abdomen. Phlogose de l'estomac et des intestins. Le péritoine est généralement plus rouge, plus épais qu'à l'état sain. — Epanchement d'une petite quantité de sérosité jaunâtre.

Bassin. Les ligamens larges, les trompes et les ovaires sont groupés et adhérens sur la face postérieure de l'utérus. Ces adhérences étaient si intimes qu'on ne put les détruire qu'au moyen du scalpel. Dans l'épaisseur des tissus ainsi groupés, on remarquait de nouveaux tubercules depuis le volume d'un grain de millet jusqu'à celui d'un pois, plus ou moins solides et analogues à ceux du côté gauche du poumon.

Il est évident qu'avec une telle disposition de la part des annexes de l'utérus, cet organe n'aurait pu se développer que très-difficilement. L'avortement aurait certainement eu lieu lors même que la poitrine eût été saine. Étant le siége de l'affection morbide, les ligamens ne pouvaient se prêter à l'extension de l'organe sur lequel ils étaient si fortement attachés ; leur résistance devenant cause d'excitation, la contraction utérine devait s'en suivre ainsi que l'expulsion du produit de la conception.

IIe OBSERVATION.

Avortement à trois mois, suivi de mort. Le 25 mars 1825.

Madame Delam...., âgée de 32 ans, d'une constitution éminemment lymphatique, caissière dans un magasin de nouveautés de Paris, fut apportée à la Maison de Santé à la suite d'une hémorrhagie violente qui l'avait réduite à une faiblesse extrême. Le pouls était presqu'insensible et le visage couvert de la pâleur de la mort.

Lorsqu'elle eut pris un peu de repos la malade nous donna les renseignemens suivans :

La menstruation s'est établie à 12 ans, mais les époques n'en ont jamais été régulières ; elles retardaient on devançaient. Elle eut constamment à se plaindre de fleurs blanches abondantes et d'une constipation des plus opiniâtres. Presque toujours la malade s'était trouvée dans des circonstances où elle ne pouvait satisfaire au besoin d'aller à la garde-robe. Il y avait 5 ans qu'elle était mariée ; son mari lui avait communiqué, la première nuit de ses noces, une affection vénérienne dont elle se fit traiter peu de temps après : elle s'est cru parfaitement guérie. Depuis ce temps les fleurs blanches étaient beaucoup plus abondantes qu'auparavant. Elle devint enceinte à 30 ans, trois années après son mariage. La grossesse parcourut toutes ses périodes sans accident; l'accouchement fut également heureux. Mais les fleurs blanches reparurent et continuèrent jusqu'à la seconde grossesse qui venait de se terminer à trois mois par un avortement. Cet accident avait été accompagné d'une perte de sang spontanée et des plus violentes; elle avait duré quatre jours. Ce n'était que de la veille au soir seulement qu'elle était arrêtée.

A l'état de faiblesse extrême où se trouvait la malade se joignait une douleur du membre abdominal gauche avec une infiltration qui s'étendait jusqu'au pied. Présumant l'existence d'une affection grave de l'utérus nous nous assurâmes de l'état des parties : le museau de tanche était plus gros, plus compact qu'il ne l'est d'ordinaire, à l'état sain, dans la circonstance où se trouvait la malade. En cherchant à soulever cet organe nous éprouvâmes de la résistance ; il nous fut impossible de lui imprimer le plus petit mouvement ; il était tout-à-fait immobile. Le ventre était légèrement ballonné. Cependant la fluctuation d'un liquide se faisait sentir sous la percussion. La malade n'accusait de douleurs que pendant la compression des parois abdominales.

Chez madame Del..... on avait appliqué 40 sangsues sur le côté gauche du bassin. Elles n'avaient produit aucun effet sur la douleur dont cette région était le siége. Depuis, on fit usage de bains entiers, de boissons laxatives et adoucissantes, de lavemens émolliens avec liniment opiacé sur le membre douloureux, etc.

La fièvre se manifestait de temps à autre sans périodes marquées : l'agitation, l'insomnie, résultat de l'excessive perte de sang, ne tardèrent pas à être suivis de la mort qui eut lieu le quinzième jour de son entrée et le vingtième de l'avortement.

DISSECTION.

Le *crâne* n'a point été ouvert

Le *thorax*. Poumons sains à quelques adhérences près.

L'*abdomen*. Sous l'incision des muscles abdominaux il s'échappe une grande quantité de fluide séreux, jaunâtre. Le foie est très-volumineux, pâle et laissant, après l'incision, une trace graisseuse sur la lame du scalpel. Les reins, la rate, le mésentère, les intestins grêles étaient à l'état normal. Mais dans l'épaisseur du mésocolon, dans le tissu sous-péritonéal de l'arc iliaque du colon, dans celui du rectum, se fesaient remarquer des granulations tuberculeuses en grand nombre. Ces deux portions du tube intestinal étaient intimement adhérentes à l'utérus d'une part et de l'autre au sacrum. Un vaste foyer purulent avait son siége dans le repli recto-vaginal : le contour de la flexure du colon était adhérent dans toute l'étendue du bord supérieur de l'utérus. Il était impossible au premier aperçu, de distinguer ni les trompes ni les ovaires. Ce n'était qu'une masse inextricable d'où surgeait de toutes parts une grande quantité de matière puriforme.

Ayant enlevé toute cette masse nous l'examinâmes avec attention. Nous reconnûmes l'ovaire droit qui adhérait avec le bord latéral de l'utérus. Du même côté il se trouvait encadré par la trompe voisine. Ces deux organes étaient recouverts d'un réseau membraneux qui leur était commun : résultat d'un travail inflammatoire plus ou moins récent. L'ovaire gauche, du volume d'un petit œuf, d'un gris sale, presqu'en putrilage, était logé dans un kyste situé entre le rectum et la face postérieure de l'utérus. La trompe de ce côté, d'un tissu encéphaloïque, de six à sept lignes de diamètre, était totalement oblitérée et confondue avec le tissu du kyste dont nous venons de parler.

L'utérus présentait quatre pouces et demi de longueur depuis le fond jusqu'aux bords de l'orifice externe. Ses parois molles, rouges, avaient un pouce d'épaisseur, sur ses bords latéraux; sa cavité avait environ quinze lignes de profondeur; la longueur du col était d'environ 16 lign. L'orifice, ou museau de tanche, était d'un rouge-brun foncé. La face interne et postérieure de l'utérus était parsemée de nombreux points noirâtres semblables à des pétéchies : dernières traces sans doute des sinus qui avaient fourni une si prodigieuse quantité de sang lorsque l'avortement s'était opéré.

Ce qu'il y avait encore de très-remarquable sur cette pièce, c'est que la paroi du rectum qui se trouvait en contact avec le kyste était extrêmement amincie et qu'il s'y trouvait un point d'ulcération tout près d'établir une communication entre la cavité du kyste et celle du rectum. Si cet événement avait pu avoir lieu avant la mort, il est probable que le sujet en eût éprouvé un grand soulagement.

Nous n'avons sans doute pas besoin de faire remarquer que la douleur et l'infiltration du membre gauche n'étaient qu'un épiphénomène de l'affection des organes contenus dans le bassin. Nous avons si souvent vu coïncider une affection de l'utérus, de ses annexes, ou la présence d'un polype avec la tuméfaction ou la douleur d'un des membres abdominaux, que nous serions tentée de croire que la plupart des femmes, qui se plaignent de douleurs rhumatismales ou sciatiques, n'ont d'autre cause qu'une affection d'un ou de plusieurs organes renfermés dans le bassin, surtout chez celles qui approchent de l'âge critique.

Avant l'avortement de madame Del..., rien n'aurait pu faire soupçonner la destruction totale des annexes de l'utérus, si l'on se fût borné, comme on le fait ordinairement, à la simple inspection de l'orifice de l'utérus ou museau de tanche; car la tuméfaction de cette portion de l'organe est une conséquence toute naturelle du développement de son corps dans le cas de grossesse.

Comme dans le cas d'affection morbide de ses annexes, il est très-rare que l'utérus conserve le degré de mobilité dont il jouit à l'état sain de ces parties; il est donc très-important dans tous les cas d'irrégularités de la menstruation, dans tous les cas de blennorrhagies ou fleurs blanches abondantes, de s'assurer si, indépendamment du bon état de son orifice, l'utérus a conservé toute la liberté de mouvement qui résulte de l'état normal de ses ligamens, de ses ovaires, de ses trompes et de ses cordons.

Comment la conception a-t-elle pu s'opérer chez cette jeune femme dont les annexes utérines ne présentaient plus, quatre mois après, qu'une espèce de détritus? On ne saurait vraiment le concevoir, à moins de supposer qu'alors l'ovaire droit offrait encore quelques ovules propres à la fécondation; car cet ovaire, ainsi que la trompe du même côté, paraissaient être plus récemment affectés que les mêmes organes du côté opposé. Quoi qu'il en soit, il était impossible que l'utérus pût se développer au milieu du désordre et de la destruction de ses annexes; l'avortement ici était encore inévitable.

IIIe OBSERVATION.

Entrée le 29 mars 1825; morte le 18 avril suivant.

Mademoiselle Leb. âgée de 24 ans, tenant le comptoir dans un magasin de lingerie à Paris, où elle était depuis deux ans qu'elle avait quitté Rouen, lieu de sa naissance, présentait tous les caractères d'un tempérament éminemment lymphatique et analogue à celui de la femme qui fait l'objet de l'observation précédente. Comme cette dernière, celle-ci était sujette à la constipation, aux fleurs blanches, surtout depuis son séjour à Paris. Elle avait, comme madame Del., la peau blanche, les yeux bleus, la sclérotique bleuâtre; elle fut amenée aussi à la suite d'une perte de sang assez considérable qui avait été suivie de l'expulsion spontanée d'un embryon d'environ trois mois. Cette perte avait été accompagnée d'une douleur violente dans la hanche, la cuisse et la jambe droite. Le pouls était élevé, fréquent; la langue rouge sur ses bords et à sa pointe; la joue gauche était d'un rouge vif. L'abdomen s'est développé progressivement dans les premiers huit jours de son entrée à la maison; on ne reconnaît point l'existence d'un fluide dans sa cavité : cependant la douleur du membre droit persiste malgré les frictions avec un liniment anodin.

Le 5 avril, vomissement spontané de matière fluide, verdâtre.—Coliques intestinales suivies de selles en diarrhée.—Fièvre.—Vingt sangsues sur l'épigastre.—Boissons mucilagineuses. —Lavemens d'amidon.—Cataplasmes de farine de graines de lin sur l'abdomen. La douleur ne se calme que le 10.

Mais une autre douleur vient s'emparer du côté droit du cou, et s'accompagne d'un engorgement considérable de la parotide.—Fièvre. —Même prescription, excepté les sangsues.

Le 12, écoulement abondant de l'oreille droite d'une nature purulente, d'un blanc verdâtre; dégorgement de la tumeur, le pouls, de 120, est tombé à 70.

La douleur de la hanche est devenue plus

supportable ; celle de l'abdomen a cessé depuis qu'il augmente de volume. La malade prend un peu de nourriture, quoique la diarrhée persiste ; la tumeur du cou a totalement disparu.

Nous profitâmes de ce mieux pour nous assurer de l'état des parties génitales.

Le col de l'utérus, ou plutôt le museau de tanche, lisse à sa surface, était du volume d'une petite pomme d'apis, de consistance ferme, sans être dur. Rien, jusque-là, n'indiquait une affection morbide de cet organe ; mais ce fut en vain que nous tentâmes de le déplacer ; il était d'une immobilité absolue ; nous vîmes bien que nous avions à faire à une affection chronique des annexes de l'utérus.

Il ne se passa rien de remarquable jusqu'au 18 chez cette jeune fille ; mais ce jour-là, les yeux s'animent, les joues se colorent d'un rouge foncé, le pouls petit, serré, augmente de fréquence. Quoique violemment agitée la malade dit n'éprouver de douleur *nulle part*. La nuit elle eut un peu de délire et elle mourut à 4 heures du matin, 19 jours après son entrée, et 22 jours après son avortement.

DISSECTION.

Le *crâne* n'a point été ouvert.

Poitrine. Les poumons très-sains. — Le cœur petit, mou.

Abdomen. Le foie à l'état normal. — L'estomac légèrement injecté à sa face péritonéale. — L'épiploon très-rouge, très-épais à son bord inférieur. — Les intestins très-dilatés, d'un rouge vif; présentaient extérieurement un grand nombre d'adhérences. Les intestins grêles ne formaient, pour ainsi dire, qu'une masse par les adhérences multipliées qui les réunissaient entr'eux. Cette disposition était plus remarquable encore vers le bassin : l'arc du colon, le rectum, étaient intimement soudés à la paroi postérieure de l'utérus; les trompes, les ovaires, groupés de chaque côté, n'offraient plus à l'œil étonné qu'un amas de putrilage d'un gris sale; une portion du cœcum semblait faire partie de l'utérus, tant il y était fortement adhérent. Derrière la muqueuse des intestins grêles on remarquait un très-grand nombre de petites concrétions granuleuses blanchâtres.

L'utérus avait trois pouces de longueur, de son fond à son orifice vaginal; à sa face interne, au point où correspondait extérieurement l'adhérence du cœcum, existait une petite tumeur aplatie, mollasse, d'un bleu foncé, de deux à trois lignes d'épaisseur, qui semblait être un débris du placenta.

Le col utérin avait 17 lignes de longueur, ses parois étaient épaisses, ses vaisseaux très-développés, gorgés de sang; sa surface était d'un rouge livide et comme ecchymosée. A la paroi postérieure du vagin, la muqueuse était marquée de bandes noires transversales, d'une ligne de largeur, et à des distances égales d'environ deux lignes; sur la paroi antérieure de ce canal, au lieu de bandes, c'étaient des points noirs plus ou moins grands.

Le tissu de l'utérus était mollasse : sur la tranche faite avec l'instrument, on remarquait un grand nombre de vaisseaux sanguins.

La péritonite était évidente chez cette femme; mais bien certainement tous les désordres qui se sont fait remarquer après la mort n'étaient le résultat ni de la gestation, ni de l'avortement; la maladie existait avant la grossesse. Mais le coït, la présence du produit de la conception devinrent des excitans assez puissans pour augmenter la turgescence des vaissaux de l'utérus, pour déterminer l'inflammation, l'ulcération de ses annexes, les contractions utérines et l'expulsion de l'embryon.

IVe OBSERVATION.

Ovarite pendant la grossesse. Accouchement prématuré suivi de mort.

Madame Daub. fut apportée à la Maison de Santé, le 1er octobre 1825, neuf jours après être accouchée, dans le huitième mois de sa grossesse. Cette femme, âgée de 19 ans, avait les cheveux très-noirs, les yeux bleus, la sclérotique bleuâtre. Elle avait été soignée jusqu'alors pour une péritonite qui aurait succédé à la délivrance. Cependant tous les accidens persistaient; fièvre, douleurs, météorisme du ventre sans fluctuation sensible. La douleur avait débuté par la fosse iliaque gauche, et s'était étendue, en forme de zône, dans les régions inférieures de l'abdomen. La malade ajouta à ces renseignemens qu'elle était assez bien réglée, mais peu à la fois; qu'elle était sujette à des fleurs blanches et à la constipation depuis son enfance; qu'elle restait quatre, cinq et quelquefois huit jours, et même plus, sans aller à la garde-robe : qu'elle n'éprouvait point de douleurs de reins à l'époque de ses règles.

Dès les premiers mois de sa grossesse, elle ressentit dans le côté gauche du bassin une petite douleur sourde qui allait toujours en augmentant jusqu'au huitième mois. Le travail de l'accouchement s'annonça par une légère perte de sang; ces douleurs devinrent si violentes qu'elles suspendirent les contractions utérines, et qu'on fut obligé, après un travail de 60 heures, de terminer l'accouchement avec le forceps.

Les saignées locales et générales n'empêchèrent point la terminaison funeste de la maladie le douzième jour des couches, le troisième de son entrée dans l'établissement.

Ouverture de l'abdomen.

Épiploon très-injecté, ayant au moins deux pouces d'épaisseur dans son bord inférieur gauche, où il avait contracté de fortes adhérences avec le bord latéral de ce côté de l'utérus.

Les intestins étaient excessivement développés par une grande quantité de gaz. — Léger épanchement de sérosité jaunâtre derrière la masse des intestins grêles.

En abaissant l'incision des parois abdominales jusqu'au dessus du pubis-gauche, on ouvrit un vaste foyer purulent qui avait son siége dans les deux replis latéraux du péritoine, du côté gauche, de sorte que la trompe et l'ovaire de ce côté avaient éprouvé une fonte putrilagineuse complète. Le rectum était adhérent dans toute l'étendue de la face postérieure de l'utérus; la trompe et l'ovaire droits étaient sains.

L'affection de l'ovaire et de la trompe gauches préexistait probablement à la grossesse, ainsi que les adhérences de l'épiploon. Cette disposition morbide fut un obstacle au développement complet et régulier de l'utérus, comme semble l'indiquer suffisamment la douleur sourde et continue qui s'est fait sentir jusqu'au huitième mois de la grossesse. Cette disposition dut nuire également à la contraction générale de l'utérus pendant le travail dont elle a prolongé la durée. Après la délivrance, au lieu de se porter vers les régions supérieures du tronc, comme dans les cas simples, le sang aura séjourné dans les annexes utérines où il était appelé par l'état d'inflammation dont ces organes étaient le siége ; de là, les accidens que nous avons fait remarquer et la mort. L'utérus avait conservé beaucoup plus de volume qu'il n'en a d'ordinaire à cette époque de la grossesse et de la couche ; son orifice était sain.

Ve OBSERVATION.

Affection de l'ovaire pendant la grossesse suivie de mort.

Mademoiselle M., âgée de 22 ans, d'un tempérament éminemment lymphatique, ayant les yeux bleus, la sclérotique bleuâtre, entra à la Maison de Santé le neuvième jour de ses couches qu'elle avait faites à l'hospice de la Maternité. L'accouchement naturel et prompt, qui avait eu lieu au commencement du huitième mois de sa grossesse, avait été suivi de douleurs vives dans le côté gauche de l'abdomen. Ces douleurs étaient accompagnées de fièvre et de difficulté d'uriner. Le point douloureux était resté tuméfié après l'accouchement, depuis la région hypogastrique jusqu'à la fosse iliaque gauche. Le traitement antiphlogistique mis en usage à l'hôpital où cette fille était accouchée, avait eu quelque apparence de succès. Cependant les douleurs n'ayant point entièrement cessé, cette jeune fille vint à pied de la rue de la Bourbe à la Maison de Santé, distance de près d'une lieue, le 15 mai 1824.

La longue course que venait de faire la malade réveilla la douleur du côté gauche. La région affectée était d'une sensibilité si grande qu'il fut impossible d'explorer assez exactement les parties pour obtenir des résultats positifs sur le siége et la nature des douleurs abdominales. On fit de nouveau l'application de sangsues, au nombre de vingt, que l'on réitéra deux fois en trois jours. Les fomentations, les cataplasmes émolliens, les bains de siége, les lavemens amenèrent un mieux sensible. Le cinquième jour, la malade sortit à pied pour aller dîner en ville. Cette imprudence rappela encore une fois tous les accidens précédens; la douleur se propagea avec une rapidité extrême dans toute l'étendue de l'abdomen jusque dans la poitrine. C'est en vain que l'on eut recours à de nouvelles saignées, la malade succomba le dixième jour de son entrée et le dix-neuvième de son accouchement.

AUTOPSIE.

Abdomen. Épanchement séreux jaunâtre; épaississement considérable du bord inférieur de l'épiploon, adhérence de ce sac membraneux avec l'arc du colon; rectum adhérent dans toute sa paroi postérieure avec la face interne du sacrum. L'ovaire gauche, du volume de deux poings d'un adulte, occupait la région hypogastrique de manière à laisser croire au premier aperçu que c'était la vessie qui était restée développée à un certain degré. Sa surface extérieure était d'un blanc rosé, couverte de nombreux vaisseaux fins et déliés, d'un beau rouge vermillon. La région inférieure de l'ovaire était adhérente à la paroi latérale gauche de la cavité du bassin.

Ce kyste, formé par la totalité de l'ovaire, était rempli d'une matière puriforme, épaisse, et d'un paquet de poils roux formant masse avec une substance adipocireuse du volume d'un gros œuf. Le sommet du kyste regardait le côté droit de l'abdomen. Il est probable qu'en se développant, cette tumeur aurait gagné progressivement les régions antérieure et latérale droites de l'abdomen, comme nous l'avons vu plusieurs fois dans des cas d'hydropisie de l'ovaire.

On voit encore ici que la marche de la grossesse a été intervertie par une affection des annexes de l'utérus ; on n'en avait pas même soupçonné l'existence, car le col de l'utérus était tout aussi sain que le reste de l'organe ; la trompe et l'ovaire droits étaient à l'état normal; la malade avait conservé, jusqu'au jour de son imprudente sortie pour dîner en ville, de l'embonpoint, de la fraîcheur et toute la vivacité de son âge.

Il nous serait facile de multiplier les exemples de cette nature qui se sont terminés par la mort chez de très-jeunes femmes, et l'on verrait que la plupart des cas de stérilité dépendent d'une affection morbide des ovaires qui reste plus ou moins long-temps cachée. C'est vers une époque plus avancée de la vie de la femme, vers l'âge critique, que ces maladies de l'ovaire affectent des formes différentes, et qu'elles se montrent plus particulièrement avec le caractère de l'hydropisie enkystée.

VIe OBSERVATION.

Avortement à trois mois. — Abcès ouvert dans le rectum.

Madame Leg.., âgée de 22 ans, était accouchée spontanément à sept mois et demi de grossesse, il y avait dix-huit mois, lorsque, au 14 avril 1826, elle ressentit des douleurs vives dans les régions inférieures de l'abdomen, qui furent suivies de pertes de sang et de l'expulsion d'une masse charnue qu'on lui dit être un faux germe. La perte ayant continué, la malade fut apportée à la Maison de Santé deux jours après l'accident.

Cette jeune femme, maigre, brune, au teint pâle, à chevelure noire, aux yeux bleus, à la sclérotique bleuâtre, se tenait inclinée en devant et portait, automatiquement, ses deux mains sur la région hypogastrique, comme pour se soulager du poids douloureux qu'elle disait ressentir dans ses parties. Chez cette femme, la respiration était précipitée, le pouls petit, fréquent, la langue blanche; elle éprouvait souvent des nausées qui, parfois, étaient suivies de vomissemens. Le ventre était tuméfié dans la région sus-pubienne. Du côté du vagin, on trouvait le col de l'utérus lisse au toucher, du volume de la grosse extrémité d'un œuf, son orifice entr'ouvert à y admettre l'extrémité d'un doigt. En essayant de soulever l'utérus du côté du vagin, la malade se plaignait d'une douleur vive de chaque côté de la cavité pelvienne et au dessus des pubis.

Cette jeune femme nous a dit avoir été réglée à 12 ans, très-peu à chaque époque; mais que dans leur intervalle elle avait un écoulement blanc considérable; que la constipation était habituelle chez elle; qu'elle ressentait des douleurs dans les reins, dans les aînes toutes les fois qu'elle faisait des efforts pour aller à la garde-robe.

On prescrivit le repos absolu, les boissons mucilagineuses, les lavemens, les cataplasmes émolliens sur la région douloureuse. L'hémorrhagie ayant totalement cessé, on plongea la malade dans les demi-bains de baignoires. Elle n'en éprouva que peu de soulagement.

Le 23 avril, évacuation subite par l'anus d'une matière grisâtre mêlée de lambeaux en putrilage, d'une odeur infecte, et en assez grande abondance pour emplir à moitié un pot de nuit ordinaire (environ une pinte); il s'en suivit un soulagement très-marqué. L'évacuation du liquide purulent continue encore deux ou trois jours et se trouve mêlée avec des matières stercorales très-noires et très-dures. La malade ne souffrant plus se crut guérie et sortit de la Maison le 3 mai suivant, telles observations qu'on pût lui faire pour l'engager à rester encore quelque temps. Depuis cette époque, nous n'avons point entendu parler de cette malade.

Cependant on ne saurait méconnaître l'analogie de ce cas avec ceux qui l'ont précédé. Il vient nous fournir une nouvelle preuve des ressources que se ménage quelquefois la nature dans des circonstances que l'on croyait tout-à-fait désespérées. L'histoire de l'art est remplie de ces guérisons inattendues à la suite de grossesses tubaires ou ovariennes, dont la nature s'est débarrassée en se frayant une voie insolite pour la sortie du produit égaré de la conception. Mais nous ne voulons faire mention que des maladies des annexes de l'utérus et de celles des tissus qui environnent cet organe comme cause d'avortemens. Nous verrons que la nature fit encore tous les frais dans l'amélioration de l'état du sujet de l'observation suivante.

VIIe OBSERVATION.

Ouverture d'un abcès par le rectum.

Madame Desc., âgée de 34 ans, née à Yvetot, où elle réside habituellement, vint à la Maison de Santé pour s'y faire traiter d'une tumeur de l'abdomen accompagnée de pertes de sang et de douleurs qui avaient résisté jusqu'alors aux moyens employés par les médecins de chez elle.

D'une forte constitution, d'un tempérament lymphatico-sanguin, cette femme avait toujours joui d'une bonne santé, à la constipation près; car, disait-elle, depuis long-temps elle n'allait à la garde-robe qu'à force de lavemens.

Depuis l'âge de 32 ans, elle eut une cinquième grossesse qui parcourut presque toutes ses périodes, quoiqu'il s'y joignît une perte de sang. Cette femme resta souffrante encore long-temps après sa couche; le cours des règles fut tout-à-fait dérangé pendant près d'une année : c'était, pour ainsi dire, des hémorrhagies qui reparaissaient tous les quinze à vingt jours avec une douleur profonde dans la fosse iliaque gauche. A cette douleur succéda un développement de la région hypogastrique; les règles cessèrent; la malade se crut enceinte une troisième fois. En effet, à la suite de contractions douloureuses de la matrice, elle rendit une masse charnue renfermant un embryon d'environ quatre mois.

Les pertes utérines reparurent de nouveau; l'abdomen prit en même temps plus d'extension; l'éjection de l'urine et des matières fécales devenait de plus en plus difficile et douloureuse; on avait souvent recours aux lavemens, au cathétérisme, aux bains de siége, pour faciliter la déplétion de la vessie et du rectum.

Un jour que la malade faisait de violens efforts pour aller à la garde-robe, elle rendit tout à coup par l'anus environ une pinte de matière d'un blanc jaunâtre, de consistance de bouillie épaisse. La tumeur sus-pubienne était sensiblement diminuée après cette évacuation : depuis, l'éjection de l'urine s'opérait librement, ainsi que les évacuations alvines, qui se trouvaient encore mêlées de pus en assez grande quantité.

L'exploration de l'abdomen, la dépression de ses parois en différens sens, n'accusent ni tuméfaction ni douleurs, mais seulement un peu de sensibilité à gauche.

Du côté du vagin on trouve le museau de tanche plus volumineux du double que dans l'état naturel; sa surface est lisse, son tissu compact, sans la moindre douleur au toucher. Au lieu d'être situé en travers, son orifice se trouve dans la direction de la vulve. Il était impossible de lui faire prendre une autre situation, tant il était affermi dans celle-ci.

Nous ferons remarquer que cette disposition du col de l'utérus, que nous avons observée en beaucoup de circonstances, est toujours accompagnée d'une affection plus ou moins grave des annexes de cet organe. Ce déplacement de l'utérus est déterminé par une contraction, un raccourcissement morbide des ligamens, du cordon de l'ovaire ou de la trompe du côté où se trouve inclinée la lèvre antérieure du museau de tanche.

Depuis l'ouverture de l'abcès dans le rectum, les douleurs de madame Des. ont cessé; mais il est survenu de la toux, de la difficulté de respirer, une sensation de chaleur dévorante dans la région sternale du thorax, accompagnée d'un léger mouvement de fièvre. L'ennui l'ayant prise à la Maison, cette femme en sortit pour retourner chez elle, à Yvetot, le 29 août suivant.

Nous emprunterons une observation de même nature à M. Nauche, qui se trouve dans son *Traité sur les Maladies de l'Utérus*, page 260.

VIIIe OBSERVATION.

Une dame d'une constitution nerveuse, âgée de 38 ans, peu réglée, avait, depuis plusieurs années, deux tumeurs sur les deux côtés de la région hypogastrique, qu'à raison de leur situation et de leur forme, on regardait comme dépendantes d'un engorgement des ovaires.

Au mois de mars 1810, la tumeur du côté gauche prit du volume, devint douloureuse. Bientôt la région hypogastrique participa à cette tension, et présenta de ce côté une tumeur globuleuse. La maladie prit un caractère inflammatoire pour lequel on eut recours aux antiphlogistiques : l'abdomen continua à se tendre; la douleur devint très-vive; la respiration très-laborieuse, l'urine rare et d'un rouge foncé, le pouls serré et fréquent. La malade parut dans le plus grand danger.

En procédant au toucher, on ne pouvait pas arriver au col de l'utérus; le vagin était rempli d'une tumeur volumineuse, très-douloureuse, que l'on ressentait du même côté du rectum, et qu'on jugeait être formée par le corps de l'utérus. Une huitaine de jours s'était écoulée dans cet état, lorsque les symptômes inflammatoires commencèrent à diminuer. Le ventre parut moins tendu du côté droit; il restait cependant très-tendu du côté gauche, et formait de ce côté une tumeur considérable. La maladie fut stationnaire pendant dix jours, après lesquels la malade rendit par le fondement une énorme quantité de matière purulente très-fétide, ce qui diminua de beaucoup le volume de la tumeur. Cette évacuation continua les jours suivans, et il était à craindre que la malade succombât à l'effet de l'épuisement.

Le rétablissement s'est opéré à l'aide des fortifians. L'auteur ajoute: « L'inflammation chronique, tant des ovaires que des trompes et des ligamens, ne s'observe guère que par suite d'une inflammation chronique des tissus de l'utérus : elle présente peu de signes extérieurs, et elle n'exige que l'emploi des moyens usités contre cette inflammation. »

Nous ne partageons pas entièrement l'avis de l'auteur de cette observation ; car les annexes de l'utérus peuvent être affectées, comme on a pu le voir dans les cas précédens, sans que l'utérus y participe, au moins d'une manière bien sensible. Quant aux signes extérieurs, on peut les reconnaître dans la constitution de l'individu, dans l'irrégularité de l'écoulement menstruel ; mais on apprécie beaucoup mieux encore ces sortes d'affections par l'exploration des parties génitales internes : le déplacement de l'utérus, son absence apparente ou son immobilité absolue, son atrophie, sont autant de signes certains de l'affection d'une ou plusieurs de ses annexes (1).

Il nous reste maintenant à rapporter les cas qui furent suivis de guérison par divers moyens empruntés à la chirurgie et à la médecine.

---

(1) Quelquefois quand la tumeur formée par l'ovaire est libre sans aucune adhérence avec les parois du bassin, elle glisse dans le repli recto-vaginal, se développe dans l'excavation en poussant au devant d'elle la paroi postérieure du vagin, de manière à obstruer ce canal, au point, quelquefois, de n'y pouvoir introduire le doigt. Dans ce cas elle comprime en arrière le rectum, en devant

IXe OBSERVATION.

Suite d'avortement guérie.

Mademoiselle B., âgée de 23 ans, d'une faible constitution, d'un tempérament lympha-

---

le col de la vessie, entraîne souvent avec elle le fond de l'utérus, qui se trouve ainsi dans une rétroversion complète; alors l'orifice utéro-vaginal est élevé si haut derrière les pubis qu'il devient tout-à-fait inaccessible. Nous avons rencontré plusieurs fois cette disposition à la Maison de Santé, service de M. Duméril. La première fois c'était en 1822, chez une jeune fille de 18 ans, qui était livrée depuis plusieurs jours à toutes les angoisses qui résultent d'une strangurie absolue et d'une constipation opiniâtre. MM. Dubois et Beclard étaient partagés d'opinion sur la nature de cette tumeur. La jeune fille s'était mise dans le cas d'être enceinte : était-ce une rétroversion de l'utérus? nulle part on ne découvrait le col de cet organe. On tenta en vain l'introduction d'une sonde dans la vessie, d'une autre dans le rectum pour obtenir quelque évacuation de l'un ou l'autre côté, les demi-bains : tout fut sans succès. Nous essayâmes, l'élève M. Cassan et moi, de glisser un instrument courbe en forme de cuillère entre la tumeur et la face interne des pubis, et en appuyant de haut en bas et de devant en arrière. Nous parvînmes à comprimer la tumeur et à la faire descendre assez pour qu'il fût possible d'in-

tique, avait déjà eu un enfant qu'elle avait mis au monde avec facilité. Au mois de jan-

troduire l'algali dans le canal de l'urètre, et d'obtenir plus d'une pinte d'urine. Le col de l'utérus, qui n'offrait pas plus de volume que l'extrémité du petit doigt, descendit peu à peu, de manière que le museau de tanche vint s'appuyer derrière le bord inférieur de la symphise des pubis. Plusieurs verrées d'eau de Sedlitz chaque matin pendant plusieurs jours amenèrent des évacuations abondantes. On ne prit aucune décision sur l'état de cette fille. Elle sortit au bout de quinze jours pour entrer à l'hôpital de la Charité.

Il nous était venu à l'idée à cette époque qu'une ponction pratiquée sur cette tumeur du côté du vagin pourrait au moins fournir quelques renseignemens sur sa nature. Dans le cas, par exemple, où un fluide quelconque en aurait occupé la capacité, on aurait pu pratiquer une incision assez étendue pour en obtenir l'entière déplétion. Dans trois autres cas semblables qui se sont offerts dans le même service, on a obtenu du soulagement au moyen de l'application de sangsues, de demi-bains, de sel purgatif, du cathétérisme, de lavemens émolliens, mais on n'a rien tenté de plus, parce que d'un côté ces femmes étaient pressées de quitter la maison, et que de l'autre elles étaient effrayées d'une opération que peut-être on n'aurait pas tentée. Il est à remarquer qu'aucune de ces femmes n'avait eu d'enfans. Nous apprenons que M. *Roux*, chirurgien en chef, adjoint de la Charité, vient de pratiquer avec le plus grand

vier 1825, elle avorta à quatre mois et demi, sans cause connue; seulement dans le deuxième mois il s'était fait sentir une douleur vive avec sensation de tiraillemens dans la fosse iliaque droite.

L'avortement fut suivi d'une hémorrhagie considérable; la douleur du côté droit se prolongeait jusque dans la région hypogastrique; elle était accompagnée de tuméfaction, de dureté dans cette région de l'abdomen; la constipation qui existait auparavant persistait encore, malgré les boissons délayantes et les lavemens qui étaient restés sans effet. Il survint des vomissemens, de la fièvre, de la douleur dans toute l'étendue du membre abdominal droit, qui était resté immobile. Le décubitus sur le côté gauche était impossible à cause des tiraillemens douloureux qui se faisaient sentir à droite. La malade ne pouvait non plus se tenir sur son séant : dans cette attitude, la tumeur se trouvant plus fortement comprimée, était

---

succès une opération dans un cas analogue. Il fit une incision en T sur la paroi postérieure du vagin, d'où il a extrait un kyste contenant une grande quantité de matière purulente et de débris d'hydatides. Il est fort à présumer que ce kyste était l'ovaire lui-même.

très-douloureuse. Les règles n'avaient point reparu depuis cinq semaines que l'avortement s'était opéré. Tel était l'état de la malade lorsqu'on l'amena à la Maison de Santé le 15 février.

L'examen des parties génitales ne put nous fournir que des données très-imparfaites sur le volume de la tumeur. Elle n'était point accessible du côté du vagin, mais l'orifice de l'utérus était très-enfoncé dans ce canal; lorsqu'on essayait de le soulever avec le doigt ou de le repousser dans un sens quelconque, on éprouvait de la résistance, et la malade se plaignait d'une douleur vive dans les reins (région du sacrum) et dans la fosse iliaque droite.

On avait déjà fait chez la malade plusieurs applications de sangsues, sans en avoir obtenu un avantage bien marqué. Elle n'avait pu supporter les bains; les lavemens ne produisaient point leur effet; les alimens étaient rejetés presqu'aussitôt qu'ingérés; les nuits se passaient sans sommeil.

On prescrivit depuis les calmans opiacés en boissons, en topiques, en lotions, en lavemens. Le huitième jour, la douleur se calme, la tuméfaction augmente de volume; elle est plus proéminente, plus souple au toucher; les tégumens sont aussi plus rouges que dans le reste de la région affectée qui, partout, est dure et compacte. On se décide à pratiquer l'ouverture de la tumeur au moyen de la cautérisation. On se sert pour cela d'une petite pièce de potasse caustique de trois à quatre lignes de diamètre, et d'une ligne d'épaisseur, que l'on applique sur le point le plus saillant de la tumeur : on la maintient avec un petit emplâtre de diachylon gommé.

L'escarre tombe le quatrième jour; la plaie donne d'abord une petite quantité de matière puriforme, qui est remplacée par un écoulement de fluide séreux assez abondant. On entretient la dilatation des bords de la plaie au moyen d'un petit cylindre d'éponge préparée.

L'écoulement séreux continue ; la tumeur diminue de volume ; la malade commence à digérer quelques alimens légers. On facilite le dégorgement de la partie au moyen de frictions que l'on y fait chaque jour avec un gros de pommade mercurielle. Tous les deux jours bains d'eau simple, douche latérale à la température de 32 degrés ; on continue aussi de deux jours l'un les douches ascendantes. Tous ces moyens produisirent le meilleur effet. Au dessus du cautère il s'est ouvert un petit abcès fistuleux, d'où s'écoulait continuellement une sérosité limpide; enfin le dégorgement s'est opéré presque en totalité.

La malade, que l'on était obligé de porter auparavant, lorsqu'il fallait qu'elle se déplaçât, soit pour aller prendre ses bains ou ses douches, se promenait alors dans l'appartement, descendait et montait avec facilité l'escalier d'un premier étage. Enfin, une huitaine de jours plus tard, elle fit d'assez longues promenades dans le jardin de l'établissement; l'appétit, le sommeil étaient bons; les digestions se faisaient bien et sans douleur. La malade sortit pour aller à la campagne, et y passer le reste de sa convalescence, après cinq semaines de séjour à la Maison de Santé.

Nous avions craint d'abord que l'avortement eût été provoqué avec intention chez cette personne, qui n'était point mariée; mais dans le cours de son traitement nous apprîmes qu'il n'en était pas ainsi. Dans cette grossesse comme dans la première, où elle était accouchée d'une fille, elle avait usé de toutes les précautions pour arriver jusqu'à son terme, parce que le père de son enfant, homme fort riche, lui avait promis de l'épouser si elle accouchait d'un garçon.

Tout nous porte à croire que chez cette jeune femme encore c'était l'ovaire droit et une portion d'intestin qui avaient contracté des adhérences entr'eux et avec la paroi abdominale du même côté. Il est très-probable aussi que la maladie avait précédé cette seconde grossesse.

Cette observation prouve encore que l'on pourrait prévenir le développement plus considérable de ces sortes de tumeurs, si de bonne heure on employait les moyens propres à leur donner l'activité nécessaire pour en faciliter le dégorgement. Quelles sont les ressources de l'art dans les cas où la maladie vient s'offrir à lui sous la forme d'un vaste kyste, dont le volume envahit quelquefois presque toute la cavité abdominale ? Est-ce la paracentèse ? Elle soulage, mais elle ne guérit pas. Elle hâte au contraire la terminaison funeste. On a tenté de faire l'extraction de l'ovaire : les américains révendiquent l'honneur de cette audacieuse tentative dont plusieurs cas récens, suivis de succès complets, sont détaillés dans le Journal de chirurgie et de médecine d'Edimburgh (1). *Blondel* , rédacteur de cet article, engage ses compatriotes à imiter les hommes courageux qui ont entrepris cette opération. Des essais à peu près du même genre avaient été faits en France il y a déjà long-temps. Ledran avait ouvert avec succès une de ces tumeurs et la guérison en avait été complète. Plu s récemment Nauche, que nous avons cité, a obtenu le même avantage dans un cas tout semblable que nous allons rapporter.

Xe OBSERVATION.

Tumeur ouverte avec le scalpel, suivie de guérison.

Au mois de janvier 1807, je fus appelé pour la femme d'un artisan *accouchée depuis* 20 *jours* et qui était atteinte d'un rhumatisme aigu au bras droit compliqué d'un fort embarras bilieux. Le lendemain la maladie se porta sur l'épaule gauche. Le troisième jour il se manifesta, du côté gauche de l'abdomen, des douleurs aiguës intolérables qui nécessitèrent l'em-

(1) Vol. XVIII, pag. 532; juin 1825.

ploi de deux saignées du bras. Comme les souffrances étaient excessives et qu'il n'était pas possible de faire prendre des bains de pieds avec de la moutarde, je fis mettre des cataplasmes sinapiques aux pieds; le ventre continua à se tendre. La respiration était courte, très-laborieuse; la malade éprouvait des défaillances et ses forces semblaient s'épuiser. Je fis appliquer un vésicatoire à la face interne des cuisses.

Cependant au huitième jour il se manifesta des frissons. Le ventre présenta moins de tension, surtout du côté droit. Les tégumens de cette partie étaient légérement œdémateux. Je jugeais que l'inflammation se terminait par suppuration. M. Dubois appelé en consultation fut de mon avis. La fluctuation cependant ne lui parut pas assez évidente. Deux jours après on put la sentir plus distinctement et on fit une incision profonde sur le côté gauche de la région hypogastrique : *il en découla une énorme quantité de matière purulente qui était renfermée dans un kyste particulier*. Nous jugeâmes, d'après la situation du dépôt et l'inspection des parties que la maladie avait son siége dans les ligamens larges. Nous entretînmes l'ouverture de la plaie pour donner issue au pus qui continua à couler les jours suivans, et la malade n'a été rétablie qu'au bout de deux mois. Elle a eu depuis un second enfant (1).

Quoique l'auteur de cette observation nous avertisse que sa malade ait eu depuis un enfant, cette circonstance ne détruit pas l'opinion où nous sommes que le siége de la maladie était dans l'ovaire qui formait kyste et dont le déplacement a lieu d'ordinaire en raison du développement qu'a pris la partie affectée, et la liberté dont elle jouit à sa surface extérieure. On sait bien que la maladie ou l'absence d'un ovaire n'exclue pas la possibilité d'une nouvelle grossesse : mais la maladie d'un ovaire ou son adhérence aux parois du bassin nuit presque toujours au développement libre et complet de l'utérus.

---

(1) Maladies de l'utérus, par *Nauche*, pag. 268.

XIe OBSERVATION.

Adhérences des annexes de l'utérus. — Traitement mercuriel.

Madame Edg...., âgée de 26 ans, née en Suisse, d'une forte constitution, d'un tempérament lymphatico-sanguin, eut à l'âge de sept ans sa première éruption menstruelle qui se renouvela deux fois à un mois d'intervalle. Cet écoulement ne reparut plus qu'à dix ans et se régularisa depuis cette époque et en quantité convenable. A treize ans, sans cause connue, il survint une perte utérine considérable qui dura plusieurs jours avec tant de violence qu'elle jeta la jeune malade dans un état de faiblesse et d'irritation qui l'obligea de garder le lit pendant trois mois. Mariée à 14 ans et demi elle devint mère à 16 ans. Son accouchement fut naturel et sans suites fâcheuses.

A l'âge de 18 ans elle tomba d'un premier étage sur la hanche gauche. Le fémur de ce côté fut fracturé dans sa portion supérieure. Depuis cet accident il est resté à cette personne une douleur dans l'aine du même côté.

A l'âge de 23 ans elle vint se fixer à Paris

où elle fit le commerce de nouveautés. Elle eut en 14 mois trois avortemens ; l'un de 4, l'autre de 2 et le dernier de 5 mois. Depuis cette époque elle n'eut aucune apparence de grossesse ; mais l'excrétion menstruelle se faisait très-irrégulièrement.

En décembre 1819, il survint pendant l'embrassement conjugal une hémorrhagie utérine des plus abondantes, qui était accompagnée de douleurs atroces dans la région iliaque droite. Cet état fut presque immédiatement suivi de vomissemens et de fièvre. L'application de vingt-cinq sangsues, de cataplasmes sur le ventre, des lavemens narcotiques firent cesser tous les accidens. La fièvre persiste encore une quinzaine de jours et finit par disparaître à son tour.

Le 5 février 1820, quelques écarts dans le régime, l'exposition à une température froide et humide rappelèrent tous les phénomènes précédens, et ramenèrent la malade à la Maison de Santé. Cette fois-ci c'était la fosse iliaque gauche qui était le siége principal de la douleur. Elle s'étendait depuis le milieu de la hanche jusqu'à l'aîne du même côté. L'état des parties génitales commençait alors à exciter vivement notre attention. Sur l'examen que nous en fîmes, nous trouvâmes l'utérus très-bas, appuyant sur le périnée. Son col plus gros que dans l'état naturel était d'une extrême sensibilité; l'orifice utéro-vaginal, qui était entr'ouvert, était entouré d'un bourrelet circulaire épais, formé par un repli de l'extrémité supérieure du vagin. La répulsion de l'utérus avec le doigt s'opérait à peine et excitait vivement la douleur de la hanche et de l'aîne gauches.

On en revint à l'application des sangsues, aux fomentations émollientes, aux injections narcotiques dans le vagin, dans le rectum et aux bains entiers d'eau simple.

La constipation, qui était habituelle chez cette femme, persistait malgré l'usage journalier des lavemens émolliens, simples ou purgatifs, que l'on substituait de temps à autre aux lavemens narcotiques. Ce ne fut qu'à la quatrième douche ascendante qu'eut lieu la première évacuation alvine depuis onze jours. Les douleurs cessèrent pendant à peu près une semaine; mais elles reprirent de nouveau et avec plus d'intensité que jamais.

Tout annonçait chez cette femme une lésion organique de l'appareil génital interne, qui pouvait dater de fort loin, comme l'indiqueraient la menstruation prématurée, la perte de sang qui eut lieu à 13 ans, les avortemens qui se succédèrent plus tard. Les symptômes d'entérite pouvaient bien aussi faire naître l'idée d'adhérences plus ou moins intimes entre une portion d'intestin et l'utérus. On se détermina à faire à cette femme l'application du traitement mercuriel. Des frictions sur les cuisses et sur les régions latérales de l'abdomen avec un gros de pommade napolitaine pendant un mois sans interruption, firent disparaître tous les accidens sans que la salivation se fût manifestée.

Six mois après nous eûmes de la peine à reconnaître cette femme, tant il s'était opéré de changemens avantageux dans sa constitution. La pâleur, la maigreur, la tristesse, l'indolence étaient remplacées par la fraîcheur, l'embonpoint, la gaîté et la vivacité.

XIIe OBSERVATION.

Dysménorrhée à la suite d'avortement. — Traitement mercuriel.

Madame Vil., âgée de 28 ans, femme de chambre, d'une assez forte constitution, d'un tempérament sanguin, avait eu deux enfans à terme dans l'espace de quatre ans (de 22 à 26 ans). Enceinte pour la troisième fois à 27 ans, elle avorta à trois mois de grossesse. Depuis cet accident, menstruation irrégulière et abondante; sensation de pesanteur sur le siège; tiraillement dans les aines, dans les reins; lassitudes dans la partie supérieure des cuisses.

L'examen des parties fait reconnaître un semi-prolapsus de la matrice, de la tuméfaction avec sensibilité dans le col de cet organe; sa répulsion avec le doigt occasione des douleurs dans la région du sacrum.

Un traitement antiphlogistique amène une amélioration sensible, dans l'état général de la malade. Cependant la perte de sang continue encore pendant quinze jours; elle cède enfin aux boissons acides ou astringentes, aux injections de même nature, et, après un mois de séjour à la Maison de Santé, la malade en sort le 10 juin 1821.

Le 5 juillet suivant, la perte de sang s'était renouvelée ainsi que les douleurs; la malade rentra dans l'établissement et fut soumise à un traitement mercuriel. La perte, les douleurs cessèrent le huitième jour. Ce ne fut qu'un mois après que l'écoulement reparut, mais modérément. La malade sortit très-bien portante le trente-cinquième jour de sa seconde rentrée, sans qu'il se fût manifesté d'irritation dans les glandes salivaires.

XIIIe OBSERVATION.

Dysménorrhée après un accouchement prématuré, guérie par le traitement mercuriel.

Le même traitement fut appliqué à la même époque, février 1821, chez une jeune femme accouchée prématurément depuis deux mois à la suite de plusieurs pertes de sang. Après la délivrance, l'hémorrhagie à continué encore pendant cinquante-huit jours. Les symptômes d'adhérences des annexes de l'utérus ayant été reconnus par l'examen manuel pratiqué comme dans les cas précédens, on se décida à faire faire quelques frictions mercurielles qui amenèrent dès le huitième jour la suppression de la perte de sang. Ce ne fut que vingt-cinq jours après que reparurent les règles, qui ne durèrent que le temps ordinaire.

Nous nous bornons pour le moment à ces trois cas de guérison, au moyen du traitement mercuriel. On n'avait rencontré chez ces femmes aucun caractère de la syphilis ; mais il existait bien certainement chez elles une cause d'irritation locale qui donnait lieu à un afflux de sang vers l'utérus et à l'hémorrhagie qui en était la conséquence. Cet accident, en pareil cas, a complètement cédé à l'action du mercure, ainsi que plusieurs autres exemples de dysménorrhée, qui avaient résisté à beaucoup de moyens, d'ailleurs fort rationnels, et cela, chez de jeunes femmes qui n'avaient jamais eu de preuves bien certaines de leur fécondité.

Ce genre de médication fut employé avec le même avantage en Angleterre, par *Pozzi Granville,* chez des femmes qui avaient eu plusieurs avortemens successifs, et qui par suite mirent au monde des enfans bien portans et à terme. Nous allons rapporter deux observations que nous avons extraites et traduites de son Rapport sur la pratique des femmes en couches du dispensaire confié à ses soins.

XIVe OBSERVATION.

Anne Wyatt, âgée de 32 ans, Swallow Street, n'ayant pas l'apparence d'une constitution mal saine, après être accouchée d'un enfant à terme, eut successivement dans le cours de huit années *treize* fausses couches; onze à six mois, et deux aux troisième et quatrième mois de la grossesse. Pendant ce temps, elle avait consulté plusieurs praticiens et suivi sans succès les divers traitemens qui lui avaient été prescrits.

Le 6 avril 1818, elle vint me trouver au dispensaire et me raconta les particularités dont je viens de faire mention. Elle était alors au commencement du septième mois de sa grossesse; elle paraissait excessivement alarmée de quelques-uns des symptômes qui avaient déterminé les accidens précédens. Sujette à une constipation opiniâtre, elle redoutait les purgatifs, parce qu'elle était persuadée qu'ils lui avaient fait beaucoup de mal en plusieurs occasions.

Elle ressentait de temps à autre une sensation de pesanteur et de compression, et quelquefois des élancemens dans l'hypochondre droit; elle considérait la saignée comme un moyen qui avait plus d'une fois hâté l'époque de ses avortemens.

Cependant la soif ardente, la chaleur générale, l'état du pouls, celui de la langue, contre-indiquaient l'administration des toniques. Il fallait pourtant faire quelque chose. La malade était impatiente de mettre en usage le plus promptement possible les moyens qui lui seraient indiqués pour prévenir l'événement malheureux dont elle était encore si fortement ménacée.

Je lui conseillai de faire tous les soirs de légères frictions mercurielles: d'abord sur l'hypochondre droit, où la douleur se faisait le plus vivement sentir; puis alternativement sur les régions lombaires droite et gauche; de porter pendant le jour un large bandage de corps fait avec de la flanelle commune ; de prendre tous les soirs en se couchant une cuillerée d'huile de ricin. « Ce traitement fut exactement suivi » jusqu'à la fin du huitième mois, que je le lui » fis cesser, la jugeant à cette époque hors de » danger. Elle accoucha le 14 juin d'une fille » à terme et bien portante. La bouche n'avait » point été affectée par les frictions. »

Quoique la malade n'ait point été examinée du côté du vagin, tout porterait à croire cependant que les avortemens avaient été chez elle le résultat d'une affection d'une des annexes de l'utérus, du côté droit ou des tissus environnant ces organes. La douleur d'un des côtés, la constipation opiniâtre sont des symptômes qui se sont constamment montrés dans les cas dont nous venons de consigner ici les observations.

XVe OBSERVATION.

(2e de Blainville.)

Traitement mercuriel suivi de succès.

Elizabeth Brown Sword, enceinte alors de son cinquième enfant, avait déjà eu *quatre* avortemens successifs, au quatrième mois de chaque grossesse. Elle se plaignait lorsque je la vis d'un malaise général, d'un resserrement douloureux dans la région de l'estomac ; d'une sensation de pesanteur, de chaleur dans les lombes, accompagnée de quelques douleurs, et parfois de céphalalgie : elle avait aussi des nausées tous les matins.

La malade était fort inquiète sur sa situation, depuis la veille surtout qu'un léger écoulement de sang s'était manifesté par les parties génitales, et que plusieurs autres signes indiquaient un avortement prochain.

En effet, elle et sa sage-femme étaient persuadées qu'il était trop tard pour empêcher que l'accident eût lieu, parce qu'il semblait y avoir chez cette femme une disposition habituelle à l'avortement.

Connaissant avantageusement cette sage-femme, ayant une parfaite confiance en elle, je la chargeai de veiller à l'exécution des moyens que j'allais prescrire. J'ordonnai les frictions mercurielles, comme dans les cas précédens, avec lesquels celui-ci avait de l'analogie, et j'y joignis en même temps l'usage de temps à autre de quelques laxatifs doux. Quoique le traitement n'ait pas été régulièrement fait tous les jours, cependant il fut assez exactement suivi pour conduire la malade jusqu'au terme de sa grossesse.

Dans deux autres cas analogues, ajoute l'auteur, les frictions mercurielles ont produit également le bon effet d'empêcher l'avortement.

Jusqu'ici nous n'avons rencontré cette affection des annexes de l'utérus que chez des femmes mariées et chez celles qui avaient usurpé les droits de mariage. Nous savons qu'on l'a souvent observée, soit isolément, soit accompagnée du squirrhe ou du cancer de l'utérus chez des femmes qui sont mortes vers l'époque critique ou après la cessation des menstrues. Mais nous n'avons vu nulle part que cette affection eût été signalée sur de jeunes vierges. Cependant l'inflammation du péritoine peut avoir lieu à toutes les époques de la vie. Cette membrane est souvent dans *l'enfance* le siége de l'affection tuberculeuse, et pourquoi cette membrane, qui sert d'enveloppe, de soutien, de moyens de communication et de connexion aux organes génitaux internes, pourquoi serait-elle frappée de maladie sans laisser aux parties qu'elle embrasse plus ou moins étroitement une disposition morbide de même nature?

Il est certain que cette affection peut remonter à une époque très-rapprochée de la vie et qu'on la rencontre souvent chez les femmes qui ont eu dans leur enfance un engorgement du mésentère, qui ont été sujettes à la diarrhée, chez celles d'une constitution scrophuleuse (1).

---

(1) Nous avons rencontré, avec M. le professeur *Chaussier*, que nous avons long-temps accompagné dans ses recherches sur les maladies du fœtus, un certain nombre de cas de péritonites, avec ou sans épanchemens, et toujours accompagnés d'adhérences plus ou moins multipliées des intestins. Voyez *Bulletin de la Faculté de médecine*, 1821, et *Procès-verbal de la Maternité*, janvier 1812.

M. *Billard* rapporte plusieurs observations du même

C'est surtout à l'époque où la nature fait des efforts pour disposer les parties de la jeune fille à l'acte important qu'elle est appelée à

---

genre qui lui sont propres dans son *Traité sur les maladies des enfans à la mamelle.*

M. le professeur *Dugès* donne plusieurs exemples très-détaillés de péritonite chez le fœtus et chez de jeunes enfans où l'on a trouvé des adhérences entre les intestins, et quelquefois l'agglomération de toute la masse intestinale. D'autres fois l'inflammation légère n'avait laissé que des traces superficielles de son existence passagère, les adhérences n'avaient point assez d'étendue pour être un obstacle à l'accomplissement de la vie extra-utérine : c'est ce que prouve un exemple fort curieux de péritonite chez un fœtus mentionné par le professeur *Désormeaux*, Art. *Pathologie de l'œuf*, vol. XV, p. 403.

On sait que chez le fœtus femelle et dans la première année de sa vie extérieure, l'utérus, les trompes, les ovaires, même le corps de la vessie sont situés au dessus du détroit supérieur du bassin ; qu'ils ne descendent occuper l'excavation de cette cavité que lorsqu'elle est assez spacieuse, assez profonde pour les recevoir : ce qui n'a guère lieu que dans la seconde année pour les ovaires et les trompes. Jusque-là ces organes étant plus immédiatement en contact avec les intestins, il est évident que l'influence de l'entérite sera en raison des rapports de contiguité du tube intestinal avec les dépen-

remplir, c'est surtout à l'époque de la puberté qu'un nouvel appareil circulatoire se développe, où de nouvelles fonctions doivent s'établir, qu'il se manifeste des signes d'inflammation dans l'utérus et dans ses annexes. L'époque de la menstruation devient pour la plupart des jeunes filles, spécialement chez celles des grandes villes, une source de maux et de douleurs.

Si le péritoine a été le siége d'une inflammation antécédente, s'il en a conservé les traces, s'il s'est opéré une cohésion morbide entre les lames des grandes plicatures de cette membrane séreuse, ou s'il s'y est formé de ces con-

---

dances de l'utérus ; mais l'appareil génital n'étant qu'à peine ébauché, l'inflammation dont il pourrait être frappé ne saurait être aperçue ; elle ne se révèle à l'observateur attentif qu'à l'époque où la nature se prépare à faire jouir d'une vie et d'une énergie nouvelle des organes qu'elle avait tenus en réserve jusqu'alors pour l'accomplissement de ses grands et admirables desseins : la fécondation, la grossesse et l'accouchement. C'est dans l'une ou l'autre de ces circonstances qu'apparaissent, sous diverses formes, des phénomènes qui indiquent l'existence antérieure de quelques lésions morbides de l'utérus et de ses annexes.

crétions tuberculeuses si communes dans l'enfance et qu'elles aient occasioné des adhérences avec quelques-unes des dépendances de l'utérus ou avec l'organe lui-même, bien certainement que les vaisseaux qui se distribuent au péritoine pour se rendre aux parties génitales internes se trouveront altérés dans leur dimension et peut-être quelques-uns totalement oblitérés. De là le développement irrégulier ou imparfait des organes génitaux à l'époque de la puberté.

Nous avons vu chez de jeunes filles de 16 à 20 ans, qui étaient mortes avant d'avoir été menstruées, les vaisseaux honteux ou ovariens et les vaisseux utérins très développés, pour ainsi dire variqueux, et l'utérus fort petit. Chez une jeune fille vierge, de 19 ans, les vaisseaux des ligamens de l'utérus étaient très-nombreux; les deux ovaires étaient du double de leur volume ordinaire, d'un brun noir; l'utérus n'était pas plus gros que celui d'une petite fille de six à sept ans : cet organe ne consistait que dans le col qui avait 17 à 18 lignes de longueur. Chez une autre fille, également intacte, âgée de 24 ans, la disposition des vaisseaux des ovaires et de l'utérus était la même : chez celles-ci, les deux ovaires avaient le volume et la forme de deux œufs sans coquille. Chez l'une et l'autre on avait rencontré des traces de maladies anciennes du tube intestinal et du péritoine des régions inférieures de l'abdomen.

Il est évident pour nous que l'acte du mariage, chez ces deux filles, qui n'avaient jamais été réglées, aurait déterminé la plus grande partie des accidens que nous avons retracés dans les faits précédens. L'une de ces filles avait succombé à une laryngite aiguë et l'autre à une inflammation des méninges. Nous terminerons par la relation de deux cas de maladies des annexes de l'utérus chez deux filles vierges qui ont été guéries et qui jouissent aujourd'hui de la meilleure santé.

XVIe OBSERVATION.

Traitement anti-phlogistique et mercuriel suivi de succès.

Service de Chirurgie.

Mademoiselle de Man...., âgée de 18 ans, d'un tempérament éminemment lymphatique, née à Londres de parens français émigrés, eut à 15 ans sa première éruption menstruelle qui avait été précédée de douleurs violentes dans les hanches, les aînes et le haut des cuisses. Pendant le cours de cette première année les règles ne parurent que trois fois : d'abord à six mois, puis à trois mois environ d'intervalle. Dans le cours de la deuxième année l'écoulement sanguin fut plus fréquent et plus abondant chaque fois ; mais les époques n'étaient pas réglées. La jeune personne avait souvent de la fièvre, du dégoût pour certains alimens, en général peu d'appétit. La constipation à laquelle elle était sujette depuis son enfance devenait de plus en plus opiniâtre et résistait à l'usage fréquent de l'huile de Ricin. Elle se plaignait de pesanteur sur le fondement, de douleurs dans les régions pubienne et inguinales et spécialement dans la hanche et dans la cuisse droites, ce qui l'empêchait de se tenir debout et de marcher.

Tel était l'état de cette demoiselle lorsqu'elle fut amenée en France par son père qui l'avait placée à la Maison de Santé. M. de M..... était d'autant plus effrayé de l'état de sa fille qu'il venait de perdre son épouse en Angleterre des suites d'un cancer de la matrice qui s'était annoncé avec les mêmes symptômes qu'il remarquait dans la maladie de sa fille.

Cette jeune personne, à chevelure blonde, était pâle, d'une excessive maigreur. Ses paupières, garnies de longs cils bruns, étaient entourées d'un cercle livide. Elle avait les yeux bleus, la sclérotique bleuâtre. Le pouls était régulier, mais petit et fréquent.

Étant parvenu à vaincre la répugnance de la jeune personne pour un examen manuel, nous distinguâmes à l'extérieur, vers la fosse iliaque droite, une tumeur du volume du poing très douloureuse sous la pression. Du côté du vagin nous reconnûmes cette même tumeur que nous pûmes saisir entre le doigt introduit et la main appliquée à l'extérieur de l'abdomen.

Le col de l'utérus était tellement enfoncé dans le vagin qu'il était impossible d'atteindre à son orifice à cause de l'étroitesse de l'entrée de ce canal. Mais en explorant du côté du rectum on distinguait facilement le museau de tanche qui était presqu'insensible, et, pour ainsi dire, inébranlable sous les tentatives de répulsions exercées sur cet organe.

Pendant près de deux mois que l'on s'était borné à une médication presqu'exclusivement locale qui se composait de topiques, de bains, de lavemens émolliens et narcotiques, l'état de la malade était resté à peu près stationnaire.

La jeune personne sortit de la Maison. Son père désirant avoir l'avis de plusieurs gens de l'art, appela l'auteur de ce Mémoire, M. le professeur *Désormeaux* et le docteur *Morgan*, médecin anglais. Il fut convenu qu'aux moyens précédens on ajouterait les saignées locales; que l'on stimulerait le canal intestinal par l'administration de quelques sels purgatifs ; que l'on ferait des frictions sèches d'abord et que la malade aurait grand soin de ne point quitter les vêtemens de flanelle qu'elle portait depuis long-temps sur la peau.

On fit faire quinze jours plus tard des frictions mercurielles alternativement sur les aines, les lombes et la face interne des cuisses. On avait l'attention d'entretenir la liberté du ventre avec le sulfate de magnésie ou deux ou trois verrées d'eau de sedlitz naturelle.

Tous les symptômes furent calmés au bout d'un mois. La malade partit à la campagne pour y prendre de l'exercice à l'air libre. On lui recommanda un régime lacté, les promenades sur un âne. On dirigea la malade progressivement vers un régime plus substantiel, plus animalisé, et aux mois de mai et juin suivans elle nous écrivit qu'elle se portait à merveille, qu'il ne lui manquait plus que des forces.

Cette année 1828, nous avons appris que mademoiselle de M....., qui est retournée à Londres, continue de jouir d'une bonne santé, qu'elle a pris des forces et de l'embonpoint.

XVIIe OBSERVATION.

Traitement avec l'hydriodate de potasse suivi de succès.

Mademoiselle M..., âgée de 25 ans, née à la campagne, près de Caën, vint à Paris à l'âge de 15 ans, pour vivre avec sa sœur qui tenait une maison de commerce, rue de Richelieu. Cette jeune fille, blonde, d'un tempérament lymphatique, de petite stature, aidait sa sœur dans les occupations de son commerce. Elle couchait dans une petite chambre au rez-de-chaussée et tout-à-fait privée de la lumière du soleil.

Dès la première année de son séjour à Paris, elle souffrit d'une diarrhée qui la fatigua beaucoup. Ce ne fut que dans sa dix-septième année que la menstruation parut vouloir s'établir. Mais des scènes domestiques des plus violentes, et souvent renouvelées de la part du mari de sa sœur, occasionèrent plusieurs suppressions subites. Quelquefois plusieurs mois s'écoulaient sans le retour des règles.

C'est ainsi qu'elle passa cinq années de tourmens, d'agitation et de craintes. Enfin, elle eut la douleur de perdre sa sœur; elle resta orphéline, sans secours, obligée d'entrer dans une maison de commerce étrangère.

C'est là que nous vîmes pour la première fois cette jeune fille à la suite d'une suppression de règles sans cause connue. Elle était tombée depuis plusieurs jours dans une mélancolie profonde à laquelle succéda une affection mentale. Elle ne reconnaissait plus les personnes chez lesquelles elle demeurait. Indifférente à tout ce qui se passait autour d'elle, il s'écoulait des journées entières sans qu'elle fît le moindre mouvement, sans qu'elle articulât un seul mot, sans qu'elle prît aucune espèce d'alimens. Elle s'est laissé appliquer des sangsues aux parties génitales, elle s'est vue plonger nue dans le bain sans exprimer le moindre sentiment de pudeur et sans faire attention aux personnes qui s'occupaient d'elle.

Cet état se dissipa peu à peu sous l'influence de saignées locales répétées, de bains, de quelques distractions agréables que lui procurèrent des jeunes filles de son âge. Au bout de deux mois elle alla passer autant de temps en Normandie d'où elle revint bien portante.

Cependant l'excrétion menstruelle n'était pas régulière; rarement le ventre était libre : il se passait quelque fois dix jours sans que cette fille allât à la garde-robe. Elle se plaignait depuis long-temps de fleurs blanches abondantes, elle se plaignait aussi de sueurs incommodes des pieds et des aisselles qu'elle essaya plusieurs fois de supprimer par des pédiluves et des lotions froids.

En 1825 elle fut prise subitement d'une douleur violente dans la fosse iliaque gauche qui fut presqu'aussitôt soulagée par l'application de 20 sangsues. Mais elle négligea de faire usage de lavemens parce que le temps lui manquait.

Dans sa nouvelle maison de commerce, mademoiselle M. prenait peu d'exercice; ses occupations exigeaient qu'elle fût assise la plus grande partie de la journée, et elle passait la nuit dans un petit cabinet sombre, qui ne recevait d'air que celui d'une salle dans laquelle il s'ouvrait.

La douleur de côté revint accompagnée d'une tuméfaction assez considérable de la région hypochondriaque droite. Le médecin qui soignait alors la malade, lui fit administrer les pilules savonneuses. Il prescrivit les boissons amères, et un emplâtre de ciguë sur la partie tuméfiée. La tumeur continuait d'augmenter. De concert avec M. Duméril nous mîmes la malade à l'usage d'une solution d'hydriodate de potasse (hydriodate de potasse ʒj dissous dans eau distillée ℥j), dont elle prit, pendant six mois, dix à trente gouttes. Nous recommandâmes aussi les frictions sur la tumeur avec la pommade hydriodatée (un gros de ce sel mêlé à une once d'axonge). On entretint la liberté du ventre, tantôt avec deux ou trois verrées d'eau de sedlitz, tantôt avec des lavemens émolliens ou purgatifs. Les occupations de mademoiselle M. ne lui permettaient pas toujours de suivre régulièrement le régime et le traitement qui lui étaient prescrits; aussi les changemens dans son état étaient peu remarquables.

En 1826, 15 mars, mademoiselle M. fut prise d'un rhumatisme aigu, qui s'empara des épaules, des mains, des genoux et des pieds. L'application des sangsues, les cataplasmes de farine de graines de lin sur les points douloureux, la poudre de *Dower*, qui détermina d'abondantes transpirations, firent cesser tous les accidens au bout de dix-neuf jours; mais la douleur et la tuméfaction du côté gauche n'avaient point cédé : au contraire, la tumeur augmentait de volume : elle égalait la grosseur d'une tête de fœtus lorsque M. le professeur Dumeril la vit pour la première fois.

On fit reprendre à la malade la solution d'hydriodate de potasse, dix-huit gouttes dans une potion mucilagineuse ; on fit appliquer sur la tumeur un gros du même sel en poudre, mêlé à une demi-once de poudre de lycopode, renfermés dans un sachet de toile piqué.

Pendant les deux années que ce traitement a été suivi, quitté et repris, selon que la malade souffrait de son côté, la tumeur s'est dissipée, et aujourd'hui, 22 août, que nous venons de voir la malade, il n'en existe pas la moindre trace. Ce phénomène s'est passé sous les yeux de M. Duméril. Les époques menstruelles se sont régularisées; elle n'a plus cet écoulement blanc, qui, avant ce traitement, était si considérable.

Nous avions eu occasion, il y a deux ans (1826), de reconnaître l'état des parties génitales chez cette jeune fille. La membrane hymen était intacte; nous avions découvert du côté du rectum que le col de l'utérus était très-bas: on le sentait presque aussitôt après avoir franchi l'anus; il était peu sensible, plus gros qu'il n'est d'ordinaire chez une femme bien réglée, qui n'a point eu d'enfans; mais il était impossible de faire exécuter à cet organe le moindre mouvement. Nul doute que, si mademoiselle M. se fût mise dans le cas d'être enceinte, d'après la disposition des parties, l'avortement n'aurait pas manqué de se faire.

Le même traitement a produit le même effet dans trois cas analogues. Le plus remarquable est celui d'une marchande de draps, de Meaux (Seine-et-Marne), qui portait depuis plusieurs années, sous l'hypocondre droit, une tumeur mobile, du volume d'une forte tête de fœtus, qui avait résisté à tous les moyens imaginés de la part de plusieurs médecins. Entrée à la Maison de Santé, elle fit usage de la solution d'hydriodate de potasse, depuis quinze jusqu'à trente gouttes par jour, dans quatre onces de mixture mucilagineuse ; environ un mois après la tumeur avait entièrement disparu (février 1828). Cette femme est âgée de 40 ans, et mère de plusieurs enfans.

Nous avons encore sous les yeux une dame de 35 ans, qui eut trois avortemens de suite, et chez laquelle le ventre était développé comme dans le septième mois de la grossesse. Cette dame fut apportée mourante à la maison des suites d'une hémorrhagie des plus foudroyantes.

Un kyste énorme occupait la presque totalité de la cavité abdominale, naturellement peu spacieuse chez cette personne, qui n'a que quatre pieds et demi. Ce kyste renfermait évidemment un fluide qui se faisait sentir sous la percussion. L'utérus occupait toute l'excavation du bassin, et semblait *y être scellé*, tant il était immobile.

On avait, à plusieurs reprises, chez la malade, couvert le ventre de sangsues. Depuis son entrée, sans en espérer beaucoup d'avantages dans cet état des plus alarmans, on prescrivit l'hydriodate de potasse. La malade en prit, pendant trois mois, depuis quinze jusqu'à soixante gouttes par jour. Elle eut des selles en diarrhée et des sueurs abondantes, qui durèrent plus de deux mois.

Dans le troisième mois du traitement, le ventre était diminué des deux tiers; la malade faisait de longues courses à pied et en voiture; les règles revenaient à des époques fixes; le teint était meilleur; selon l'expression anglaise, cette dame reprenait de la chair. De nouveaux chagrins domestiques lui firent négliger le traitement qu'elle avait suivi avec persévérance jusqu'alors (mars 1828); mais nous espérons lui faire reprendre le cours de ce traitement, et nous verrons chez cette dame tout ce qu'on peut espérer de ce moyen si puissamment énergique.

Le temps nous manque pour donner aux considérations, qui naissent des faits que nous venons d'exposer, tout le développement dont elles sont susceptibles; mais nous ne quitterons point ce sujet sans appeler encore une fois l'attention sur les causes des affections du système digestif, et sur l'influence qu'exercent ces mêmes affections sur les parties génitales internes.

Nous rappellerons que chez les petites filles d'un tempérament lymphatique, chez celles qui présentent une diathèse scrophuleuse, chez les blondes et les brunes aux longs cils, aux yeux bleus ou bruns, à la *sclérotique bleue,* chez celles qui ont l'appétit capricieux, bizarre; toutes sont sujettes à la constipation. Il en est très-peu de cette constitution qui n'aient pas à se plaindre de l'irrégularité des fonctions de l'estomac, et de la paresse des intestins.

C'est dans l'éducation physique mal dirigée que l'on trouverait toutes les causes, au moins en grande partie, des maladies organiques, et spécialement de celles de l'appareil génital. Pour ne parler que de la seconde époque de l'enfance, que l'on jette un coup d'œil sur ce qui se passe dans la plupart des maisons d'éducation de filles. Presque tout le temps est employé à des occupations sédentaires, où l'esprit est plus exercé que le corps; les amusemens y sont soumis à des règles aussi sévères que celles des études. Souvent les lieux destinés aux récréations sont trop resserrés pour permettre un exercice convenable au développement des organes et à l'exécution libre de leurs fonctions. On oublie dans l'éducation des filles la noble et touchante destination à laquelle elles sont appelées; on en fait des êtres faibles, délicats, condamnés à une enfance perpétuelle. Elles n'auront la force ni d'être mères ni d'être nourrices, ou elles ne produiront à la lumière que de misérables avortons, pour qui la vie est une charge à eux-mêmes et à la société.

Dans les maisons d'éducation, toutes celles qui y sont admises sont assujetties au même régime, soumises aux mêmes réglemens, sans avoir égard ni à la constitution ni à l'âge de l'individu. Toutes sont appelées à manger à la même heure, à se nourrir des mêmes alimens, souvent fort peu appropriés à l'état de l'estomac des jeunes personnes pour lesquelles ils ont été préparés.

Il est rare encore que, pendant la durée de la classe, on permette aux élèves de se retirer pour satisfaire aux besoins qui résultent d'une digestion complète, comme si cette fonction pouvait s'exécuter à volonté. Le plus souvent encore dans les pensions, les latrines sont éloignées des dortoirs, et la nuit, soit par peur ou par paresse, la jeune personne se retient, parce qu'il ne lui serait pas permis de se mettre à son aise dans la chambre commune à ses compagnes.

Cette gêne imposée aux jeunes filles de familles riches ou aisées, qui reçoivent leur éducation dans les pensionnats, cette gêne est commune aussi à celles des familles pauvres, qui sont entassées, la plus grande partie du jour, dans des classes ou dans des ateliers nombreux et mal sains; chez les premières un régime trop abondant ou mal raisonné, chez les autres trop exigu et de mauvaise qualité, préparent pour la suite une foule de maladies qui résultent de l'irrégularité des fonctions digestives. La privation volontaire chez les unes, forcée chez les autres, de vêtemens appropriés aux saisons froides et humides, telles sont les sources fécondes en maladies organiques des viscères abdominaux, et par suite de l'appareil génital.

La disposition à la constipation augmente à mesure que la jeune fille avance vers la puberté; l'abdomen devenant plus ample, les gros intestins plus larges, le bassin plus spacieux, le rectum plus développé, les habitudes sédentaires plus prolongées, les digestions s'opèrent plus lentement que chez l'autre sexe du même âge. L'accumulation des matières dans le rectum, non-seulement augmente les dimensions de ce canal, en affaiblit le tissu, en rend l'action moins active, mais aussi la rétention trop prolongée des matières dans les intestins donne lieu à une décomposition morbide, à une réaction réciproque entre le tube intestinal et la matière qu'il contient. Aussi, généralement, les jeunes filles, comme les jeunes femmes chez lesquelles le système est faible et languissant, ont-elles le teint pâle, les paupières livides, l'air souffrant, que n'ont pas celles dont les digestions sont actives et réglées.

L'état de distension habituelle du rectum donne lieu à la compression des vaisseaux qui se distribuent dans l'épaisseur de ses parois; le sang y circule difficilement, et reflue sur l'utérus, sur ses annexes, dans les tissus qui environnent ses organes, comme nous l'avons fait remarquer dans quelques-uns des cas que nous avons rapportés. La circulation devient plus active dans ces organes; il s'y établit même, avant la menstruation, une secrétion de matière blanche plus ou moins abondante; ou bien l'excrétion sanguine s'annonce prématurément, et devient d'autant plus considérable que la constipation est plus opiniâtre.

Si l'on examinait avec attention les jeunes filles qui se livrent à de honteuses habitudes, on s'apercevrait bientôt que l'état de constipation chez elles n'y est point étranger, puisque l'irritation du sphincter de l'anus déterminée par la présence, long-temps prolongée, des matières stercorales, se communique rapidement au clitoris au moyen des nerfs compris dans l'épaisseur des muscles perinéo-sous-clitoriens.

Nous avons sous les yeux deux jeunes personnes, l'une de 15, l'autre de 16 ans, qui sont toutes deux dans le cas en question. Constipation habituelle, réglées pendant huit jours très-abondamment; à la sortie des règles, elles éprouvent une sorte d'épuisement dont elles ont à peine le temps de se remettre entre les deux époques. Ces deux demoiselles, sorties de pension depuis un an, sont constamment renfermées chez elles, occupées à des objets d'arts ou de couture, n'ayant d'exercice à l'air libre que quelques courtes promenades à pied, lorsque le temps ne s'y oppose pas, et plus souvent en voiture. Aussi sont-elles pâles, faibles, sans appétit, et cependant elles ne sont point malades; mais, toutes les deux, elles sont dans les conditions les plus propres à le devenir.

Avec l'âge se développent de nouvelles causes de débilité; les passions violentes ou tristes; les veilles prolongées dans le plaisir ou dans de laborieuses occupations; dans le mariage, les inquiétudes, les embarras domestiques, la coïtion trop fréquente, surtout, deviennent une cause d'afflux sanguin dans les organes de la génération; le sang s'y localise, en quelque sorte, aux dépens des autres viscères abdominaux.

D'autres fois le séjour trop prolongé des matières stercorales dans les intestins donne naissance à une entérite bien caractérisée ou à une péritonite générale ou partielle. Dans ce dernier cas ce sont presque toujours les organes pelviens qui se trouvent affectés et qui contractent entr'eux des adhérences qui deviennent si funestes par leurs résultats, puisqu'elles peuvent gêner ou pervertir les fonctions des ovaires, des trompes, de l'utérus, du rectum et quelquefois de la vessie.

L'état de langueur où est tombé l'organisation générale dans les cas que nous venons de signaler, donne lieu à des sécrétions anormales, à des formations de tissus de caractères divers en apparence, spécialement dans les mamelles, dans l'utérus (1), dans ses dépendances, ainsi que dans les tissus qui environnent l'appareil génital.

Il est facile de voir, par tout ce qui précède, que nous ne partageons pas l'opinion de ceux qui pensent que la *grossesse, l'avortement et l'accouchement difficile à terme, sont les causes les plus fréquentes des maladies de l'utérus.* Nous donnons à cette proposition un sens tout-à-fait opposé, et parfaitement applicable au sujet qui nous occupe : c'est que les maladies de l'utérus, et bien plus souvent encore celles de ses annexes, sont les causes de l'avortement et de l'accouchement prématuré (2). Dans le grand

---

(1) Nous avons eu occasion de voir cinq filles qui portaient tous les caractères de la virginité, fort sujettes à des irrégularités dans la menstruation, et qui avaient un squirrhe d'une des mamelles; l'une de 22, l'autre de 25 et une troisième de 38 ans, ont été opérées par le baron Dubois. Nous ignorons le sort des deux autres filles.

(2) Au moment même où nous écrivons cette feuille, nous sommes consultée par la femme d'un pharmacien

nombre de femmes que nous avons vues avec des maladies de matrice, beaucoup d'entr'elles accusaient avoir eu des avortemens, mais fort peu des accouchemens difficiles. Au contraire nous avons remarqué que presque toutes avaient eu des accouchemens très-prompts. Elles avaient eu, la plupart, des pertes de sang pendant ou après l'accouchement, et toutes étaient sujettes aux fleurs blanches et à la constipation.

Chez les femmes qui étaient d'une constitution faible avant la grossesse et avant d'avoir eu les pertes de sang qui lui ont succédé, on

---

de Paris, âgée de 23 ans, qui est accouchée trois fois de suite à sept mois. Pendant le cours des deux dernières grossesses, elle a reçu les soins éclairés du professeur *Gardien*, et cependant chaque fois, malgré les saignées générales répétées quatre et cinq fois, le repos absolu, l'accouchement eut lieu à sept mois, comme à la première grossesse. Nous avons reconnu chez cette femme une adhérence des annexes du côté droit de l'utérus. Le col de cet organe était porté à gauche, de manière que son fond était à droite et le corps en travers de l'excavation du bassin et fort élevé vers le détroit abdominal. Avec le doigt on ramenait le col au centre du vagin; mais rendu à lui-même, il se reportait à gauche.

a vu que l'atonie générale qui résultait de l'état précédent était assez souvent suivi d'une affection aiguë de quelques-uns des organes. Mais plus communément la maladie s'empare des parties de la manière la plus insidieuse ; elle ne prend souvent une forme active que sous l'influence même de la grossesse ou de l'accouchement. La conception est devenue un excitant qui a reveillé une affection qui pouvait rester endormie encore long-temps en l'absence de l'acte du mariage et de ses conséquences les plus ordinaires.

Ainsi, nous ne considérons point ces affections de tissu des annexes de l'utérus comme le résultat constant de la grossesse et de l'accouchement ; nous pensons, d'après de nombreux faits bien observés et bien constatés, que les phénomènes de la grossesse n'en sont, le plus souvent, qu'une cause secondaire, et qu'au contraire l'avortement et l'accouchement prématuré en sont des résultats presque toujours inévitables.

Il est évident que d'après cette distinction les anti-phlogistiques ne sauraient être appliqués avec un égal avantage chez un sujet d'une faible constitution, déjà épuisé par des sécrétions abondantes, blanches ou sanguines de l'utérus, comme chez une autre d'une forte constitution, d'un tempérament sanguin dont l'état vraiment inflammatoire réclame les saignées abondantes générales ou locales.

Nous ne parlons pas des moyens violens employés à dessein de provoquer l'avortement : l'inflammation du tube intestinal, de l'utérus et de ses annèxes, ne sont que trop souvent le résultat de tentatives criminelles, qui, si le sujet n'y succombe, disposent aux avortemens dans les grossesses subséquentes. Nous avons vu plus d'une fois des malheureuses ne trouver dans les moyens qu'elles avaient employés pour effacer les traces de leur faiblesse que des douleurs atroces, la plus horrible agonie et la mort.

Nous aurions pu ajouter encore quelques réflexions à notre travail, mais le lecteur voudra bien y suppléer après avoir pris connaissance des faits que nous lui avons présentés et de ceux qui vont suivre que nous soumettons à son attention, à ses lumières et à son jugement.

OBSERVATIONS

SUR DES CAS DE MALADIES DES OVAIRES QUI ONT ÉTÉ CONFONDUS AVEC UNE VÉRITABLE GROSSESSE.

L'histoire que nous venons de retracer des cas d'avortemens occasionés par les maladies des annexes de l'utérus, nous ont fait voir combien ces maladies sont redoutables sous le rapport de la fécondité dont elles épuisent la source, et sous le rapport des dangers auxquels les femmes sont exposées. Mais, comme nous l'avons déjà fait remarquer, l'affection d'une ou de plusieurs des dépendances utérines reste rarement stationnaire. En se développant, elle présente des caractères qui bientôt viennent se confondre avec ceux d'une véritable grossesse, dont l'issue, au lieu de répandre la joie au sein d'une famille impatiente de se voir augmenter par la naissance d'un nouvel être, n'y laisse que la douleur et le désespoir.

Dans tous les traités sur les accouchemens, dans les recueils scientifiques, se trouvent décrits avec détails et plus ou moins d'exactitude, les signes propres à faire distinguer le développement d'une tumeur abdominale insolite, de celle qui appartient à l'accroissement de l'utérus chargé du produit de la conception. Cependant, sur ce point de l'art, nos connaissances se trouvent souvent encore en défaut; presque tous les jours les praticiens les plus habiles commettent des erreurs de diagnostic dans les cas de cette nature où, il faut en convenir, le premier aphorisme d'Hypocrate trouve sa plus juste application (1).

Nous avons rencontré en ville, et dans l'établissement auquel nous sommes attachée, un grand nombre de maladies des ovaires, chez des femmes que la jeunesse semblait devoir soustraire à l'influence funeste de ces sortes d'affections. Nous avons fait un choix de ces observations prises sur celles qui se croyaient enceintes ou qui ont été jugées telles par des personnes de l'art. Pour la disposition de ces faits, nous n'avons consulté que l'analogie qu'ils présentent entr'eux sous le plus grand nombre

(1) La vie est courte, l'art est long, l'occasion fugitive, l'expérience trompeuse, le jugement difficile. (*Trad. de Pariset.*)

de rapports. Peut-être nous fourniront-ils quelques nouveaux moyens de reconnaître les développemens anormaux des organes contenus dans l'abdomen et de les distinguer d'avec la grossesse fœtale utérine.

XVIIIe OBSERVATION.

Ire de fausse grossesse.

Madame..., apprêteuse de schals, âgée de 26 ans, née à Beauvais, domiciliée à Paris depuis une dixaine d'années, s'était mariée à 16 ans. A 17, elle accoucha facilement d'un garçon, qui a aujourd'hui 9 ans, et qui jouit d'une bonne santé. Cette femme, qui n'eut point d'autre grossesse depuis cette époque, est d'un tempérament bilieux; son teint est d'un brun jaunâtre; sa chevelure noire; ses yeux bruns, sa sclérotique bleuâtre.

Il y a quatre à cinq ans que la malade eut une inflammation de bas-ventre. Quels furent les viscères affectés : c'est ce que ne put dire la malade. Mais depuis ce temps, il lui resta de la sensibilité dans la région iliaque gauche qui persista, et s'étendit peu à peu de gauche à droite où elle s'est fixée. Mais plus tard, il se manifesta au-dessus de la région inguinale, une petite tumeur qui était accompagnée de douleurs et de tiraillemens incommodes dans la région du sacrum. Les règles n'étaient point dérangées dans leurs époques. Quoique fort occupée de son état, qui lui donnait beaucoup de fatigues, cette femme se portait assez bien; elle a vait même pris de l'embonpoint jusqu'au mois de décembre 1825, qu'elle fut atteinte d'un catharre aigu, accompagné d'une toux extrêmement violente.

C'est à cette époque que les douleurs de la région iliaque droite se sont réveillées sous l'influence des contractions brusques des muscles abdominaux, excitées par la toux. Le catharre se guérit, mais la douleur de l'abdomen augmenta d'intensité; sa tuméfaction prit un accroissement sensible et s'accompagna de nausées et de vomissemens fréquens.

On eut recours, chez la malade, aux saignées générales et locales, aux demi-bains, aux lavemens avec addition de laudanum. Le calme n'était que momentané; l'intumescence abdominale continuant d'augmenter de volume, le médecin, de qui nous tenons ces détails, crut avoir à faire à une grossesse utérine, et il conserva cette opinion encore long-temps après le terme expiré de la grossesse.

Cependant la tumeur que l'on prenait pour celle de l'utérus en état de plénitude, était le siége d'une douleur vive, constante, que rien ne pouvait calmer.

Vers le mois de mai, on appela en consultation un des plus habiles praticiens de Paris, qui crut reconnaître l'existence d'une grossesse extra-utérine; au moins la présence d'un corps solide développé hors de la matrice. Appelé depuis auprès de la malade, il insista sur son premier diagnostic.

Le médecin ordinaire qui avait eu occasion d'examiner sa malade autant de fois qu'il le jugeait convenable, n'avait pu encore se désaisir de son idée première de grossesse utérine; il avait encore remarqué que pendant les douleurs violentes qu'éprouvait cette femme, la tumeur se durcissait, se contractait sous la main appliquée à sa surface. Encore dans les derniers jours de juillet (1826), il avait trouvé le col de l'utérus tout-à-fait effacé, ses bords très-minces et un commencement de dilatation : la malade disait sentir remuer!

Ce fut le 20 juillet 1826 que cette femme entra à la Maison de Santé, accompagnée de son médecin ordinaire. M. Paul Dubois, qui avait eu occasion d'examiner la malade et qui ne partageait point l'opinion du célèbre chirurgien consulté, ni celle du médecin, désirait connaître la mienne sur le cas intéressant qui se présentait. Craignant de ne point le rencontrer à sa visite, je consignai par écrit le résultat de mon examen, qui lui fut remis tel qu'il suit :

Rapport sur l'état de madame M..., malade de la chambre n° 12.

1° Après avoir obtenu de la malade et de son médecin des renseignemens sur les circonstances qui ont précédé l'état actuel de la maladie, j'ai cherché d'abord à m'assurer de la situation du col de l'utérus, que je trouvai presque entièrement caché par un replis transversal du vagin et remonté derrière le pubis droit. Le museau de tanche est à peu près du volume naturel.

2° La tumeur qui se trouve derrière la paroi postérieure du vagin me paraît être la même que celle qui fait saillie à l'extérieur du côté gauche.

3° Le développement du ventre me paraît

être déterminé par deux tumeurs distinctes : une grande, qui occupe la presque totalité de la cavité abdominale, et une petite, située au-devant de la fosse iliaque gauche.

4° L'exploration du côté du rectum ne m'ayant point accusé la présence du fond de l'utérus que j'aurais dû y rencontrer, d'après la situation qu'affecte le col de cet organe, j'ai pensé que cette tumeur, qui occupe la paroi recto-vaginale, pouvait être produite par le corps de la matrice même, développé par la présence de quelques corps étrangers tels que du sang coagulé, etc.

5° L'intumescence de l'abdomen est, je crois, occasioné par le développement d'un kyste hydatidique ou autre, qui a son siége dans un des ovaires. Quoique le volume du ventre soit beaucoup plus considérable *à droite*, je pense que c'est l'*ovaire gauche* qui est affecté, parce que dans l'origine, c'est de ce côté que la douleur s'est fait sentir et que ce n'est que par suite qu'elle s'est manifestée à droite.

6° Le fluide contenu dans la grande tumeur est très-sensible à la plus légère percussion. Le mouvement que l'on attribue au fœtus, et dont je fus témoin, n'est qu'une espèce de bouillonnement ascensionnaire du fluide contenu dans le kyste et qui s'opère le plus souvent sous la contraction des muscles abdominaux.

7° L'exploration attentive de la grande tumeur n'accuse aucune communication avec la petite tumeur du côté gauche.

8° En comprimant la grande tumeur de haut en bas, on repousse celle qui projette derrière le vagin. Mais le simple contact des deux tumeurs mobiles, à un certain degré, suffit pour rendre raison du déplacement de l'une par l'autre.

9° D'après l'état actuel des parties, je ne pense pas qu'il y ait grossesse fœtale, ni utérine, ni extra-utérine; il faudrait, pour admettre cette dernière supposition, remonter à l'époque des premières douleurs et du développement du côté droit de l'abdomen. Depuis lors, jamais la malade n'a ressenti de mouvemens analogues à ceux qu'exécute le fœtus. Les régles ont paru chaque mois et en même quantité.

10° Enfin, d'après l'idée que je me fais de l'état et de la disposition des parties, je ne pense pas que l'on arrive dans la grande tumeur de l'abdomen par la tumeur qui fait saillie du côté du vagin, parce que je crois que celle-ci dépend de l'utérus et que l'autre appartient entièrement à l'ovaire.

M. Paul Dubois s'est trouvé en tout de mon avis; il croyait aussi que la petite tumeur du côté gauche était occasionée par le développement du corps de l'utérus. Un nouvel examen le fit changer d'opinion et l'évènement justifia son diagnostic.

M. P. Dubois fit une incision du côté du vagin, non sur la tumeur gauche; mais il porta l'instrument tranchant derrière le col de l'utérus et avec assez d'adresse pour éviter d'intéresser le rectum, et pour ne pénétrer que dans le grand kyste, d'où il sortit une matière épaisse comme de la bouillie et dont la quantité peut être estimée à *vingt* livres.

Après la déplétion totale du kyste, l'utérus d'élevé qu'il était, redescendit occuper sa place dans le vagin; et l'on sentit distinctement qu'il était vide, absolument dans l'état naturel, et que la tumeur de gauche lui était tout-à-fait étrangère, comme l'avait annoncé déjà M. P. Dubois.

Les symptômes précédens ne tardèrent pas à se renouveler après la sortie de la malade. Elle mourut chez elle un mois après la ponction.

Nous devons à l'obligeance de M. P. Dubois la note ci-après :

A *l'autopsie*, on trouva le kyste qui s'étendait depuis la petite tumeur gauche, *dont il n'était que la continuation*, jusqu'au bord inférieur du grand lobe du foie avec lequel ce kyste avait contracté des adhérences : il avait également des adhérences avec la paroi abdominale *du côté droit*. Le côté gauche, où était la base du kyste, était tout-à-fait libre. Cette portion de la tumeur faisait masse commune avec le fond de l'utérus qui était entraîné de côté. Cet organe, plus gros que dans l'état naturel, était sain.

C'était donc, comme nous l'avions soupçonné, l'ovaire gauche qui s'était développé et dirigé à droite.

La base compacte de cette tumeur était formée par un amas d'hydatides, de tubercules, et d'un détritus de ces substances.

L'intérieur du grand kyste était parsemé de masses tuberculeuses : ses parois avaient plusieurs lignes d'épaisseur; la trompe de ce côté avait suivi le développement de l'ovaire ; elle était augmentée de volume et de longueur et avait contracté des adhérences dans toute l'étendue du kyste.

Le cordon sus-pubien du même côté était très-volumineux. L'ovaire droit, du double de son volume ordinaire, contenait un petit kyste rougeâtre de la grosseur d'une aveline : la trompe de ce côté était saine.

Cette observation prouve combien il est difficile, dans certains cas, de résister à une influence étrangère. L'erreur dans laquelle s'est laissé entraîner le chirurgien célèbre qui fut consulté, a sans doute été causée par les méprises de la malade et par la préocupation de son médecin.

Il est probable que l'on n'a point reconnu le col de l'utérus, qui était très-élevé derrière les pubis; que la tumeur qui se trouvait à gauche du bassin a été prise pour une tête de fœtus, et qu'un repli de la paroi postérieure du vagin a été confondu avec les bords de l'orifice utéro-vaginal que l'on croyait dilaté.

Jamais l'utérus occupé par le produit de la conception n'offre cette dureté, cette contraction permanente que dit avoir observées le médecin.

On ne doit point perdre de vue qu'un kyste exactement rempli par un fluide quelconque présente au palper un corps aussi dur qu'une substance solide ou osseuse. Une tumeur qui contient un liquide ne devient fluctuante qu'autant que le contenant a plus de capacité que le contenu n'a d'étendue ; il faut qu'il y ait du vide dans la tumeur pour que la fluctuation s'y fasse remarquer ; aussi, le fluide n'est devenu perceptible par la percussion, que lorsque le kyste eut acquis une certaine dimension et peut-être après la destruction de quelques cloisons intérieures.

En général, le précepte le plus important à observer, toutes les fois qu'il s'agit de constater s'il existe ou non une grossesse utérine, c'est de *s'assurer de l'état de l'orifice de l'utérus*, et d'examiner avec attention si sa situation, et surtout son volume, son degré de longueur ou d'effacement, se trouvent en rapport avec l'époque présumée de la grossesse. En général, ces sortes d'examens se font avec beaucoup de légéreté ; on s'en rapporte trop aux symptômes exposés par la malade ; souvent on néglige de remonter à une époque plus éloignée pour y chercher les causes d'où peuvent résulter les accidens qui simulent une véritable grossesse. Car, chez notre malade, les règles n'ont point cessé de paraître à leur époque. Cette circonstance, seule, aurait dû, au moins, faire naître des doutes; mais la prévention l'a emporté sur le jugement, et il s'en est suivi nécessairement une erreur presque toujours préjudiciable, dans ce cas, à la réputation de celui qui la commet.

XIXe OBSERVATION.

II^c de fausse grossesse.

Madame R...., agée de 26 ans, née et élevée à Nancy, était domiciliée à Paris depuis quatre ans. Cette jeune femme, d'une constitution faible, d'un tempérament lymphatico-nerveux, avait les cheveux noirs, les yeux bleus, la sclérotique bleuâtre. Depuis l'âge de 13 ans qu'elle fut menstruée, elle était sujette à des flueurs blanches abondantes, et à des suppressions de règles de plusieurs mois. La constipation était son état habituel. Il y avait dix mois qu'elle était mariée et trois mois qu'elle n'avait eu ses menstrues, lorsqu'elle fut prise de douleurs dans les régions iliaques et utérines. Se croyant menacée d'un avortement, la jeune femme appela son médecin, qui eut recours à tous les moyens appropriés à l'état présumé de sa malade.

Vers le quatrième mois, il survint une fièvre violente, des vomissemens fréquens de matières verdâtres, accompagnés de douleurs dans toute l'étendue de l'abdomen, mais spécialement dans les régions inférieures de cette cavité.

On amena la malade le vingt-huitième jour de la maladie, à la Maison de Santé (6 avril 1819).

Cette femme était réduite au dernier état d'émaciation. L'abdomen, peu tuméfié, était d'une telle sensibilité, que le simple contact du drap de lit, était pour la malade un fardeau insupportable.

Malgré les applications réitérées de sangsues sur l'abdomen, de bains, etc., la malade succomba le trente-cinquième jour de la maladie, et le septième de son entrée dans l'établissement,

AUTOPSIE.

Agglomération générale des intestins; inflammation de la vessie; l'ovaire droit, de couleur brune, se présentait sous la forme d'un kyste du volume du poing d'un adulte et contenait une matière épaisse, tenace, d'un gris verdâtre, d'une odeur fortement putride.

L'ovaire gauche, couvert de putrilage, du volume d'un gros œuf d'oie, renfermait une matière puriforme, épaisse, semblable à de la bouillie, était enfoncé dans l'excavacation du bassin. Ce kyste était adhérent à la flexure sigmoïde du colon.

L'utérus qui participait de l'état inflammatoire des deux ovaires, était plus volumineux que dans l'état naturel, et ne contenait dans sa cavité qu'un mucus rougeâtre.

XXe OBSERVATION.

IIIe de fausse grossesse.

Madame Eng...., cuisinière, âgée de 30 ans, d'une forte constitution, tempérament lymphatico-sanguin, blonde, fut apportée à la maison de santé, le 5 janvier 1821, dans un état d'aphonie complète, avec perte de mouvement et des facultés intellectuelles. La respiration était régulière et comme dans l'état de sommeil ; le pouls plein, petit, mais régulier ; la peau rosée, chaude et humide : les joues et les lèvres étaient vermeilles, les paupières closes, les yeux bleus, la sclérotique bleuâtre, les pupiles excessivement dilatées et immobiles.

On apprit des parens et des voisins qui avaient accompagné la malade, que son maître ne la voyant point paraître à neuf heures du matin, fit enfoncer la porte de sa chambre, où on la trouva nue sur le plancher ; qu'on n'avait rien remarqué autour d'elle qui pût faire présumer les tentatives d'une mort violente, comme ses amis l'avaient d'abord soupçonné, à cause de l'état de mélancolie où elle était depuis plusieurs mois ; que l'année précédente on l'avait accusée d'être enceinte. Sa propre sœur, sans affirmer ni nier le fait, dit qu'elle savait bien que la malade avait été très-long-temps sans avoir ses règles ; qu'elle lui avait vu le ventre très-développé, et qu'ensuite elle l'avait revue dans son premier état et bien portante. Que depuis, sa sœur avait encore été sept mois sans avoir ses règles, et que son ventre s'était augmenté de beaucoup. Mais qu'il était diminué de nouveau sans doute, parce que elle avait eu une perte de sang très-abondante, qui avait duré près de huit jours. Qu'enfin la malade était encore soupçonnée de s'être fait avorter récemment au moyen de l'application de sangsues et de saignées fréquentes du pied; moyens auxquels elle avait souvent recours, pour calmer les maux de tête violens dont elle se plaignait fort souvent.

Il s'agissait de s'assurer si la malade était réellement enceinte, pour sauver l'enfant dans le cas où elle viendrait à mourir.

L'abdomen lisse, uni, n'offrait aucune trace d'un développement considérable antécédent; cependant, vers l'ombilic, qui était au centre de l'abdomen, on distinguait une grosse tumeur ronde, mobile, dure, non-fluctuante.

Quoique très-difficilement, on parvint à introduire un doigt dans le vagin; l'utérus très-bas, très-petit, était situé en travers, et son orifice vaginal très-élevé du côté droit. L'état des parties n'indiquait ni grossesse ni accouchement récent. La tuméfaction de l'abdomen ne pouvait être déterminée que par la maladie de quelques autres organes.

On pratiqua une saignée au bras. Le soir, la respiration était plus forte, souvent entrecoupée de soupirs ; la préhension des boissons était impossible ; une heure après l'application de synapismes aux pieds, la malade remue les jambes comme pour se débarrasser d'une chose qui la blesse ou l'incommode ; mais l'état comateux dure toujours.

Depuis dix heures jusqu'à minuit, gémissemens profonds : Mort.

AUTOPSIE.

La *tête*. Les méninges fortement injectées ; épanchement de sang dans les anfractuosités du cerveau, dont la substance est plus ferme que d'ordinaire ; point d'épanchement dans les ventricules.

Abdomen. Au milieu de cette cavité s'élevaient deux tumeurs situées l'une au-devant de l'autre, ayant chacune le volume de la tête d'un fœtus à terme. L'une de ces tumeurs était adhérente à la vessie, et l'autre au rectum ; la tumeur antérieure était formée par le développement de la trompe gauche ; la tumeur postérieure, la plus élevée, qui répondait à l'ombilic, était formée aux dépens de l'ovaire du même côté.

Chacun de ces kystes était d'un tissu fibromembraneux, d'une ligne et demie d'épaisseur. L'enveloppe extérieure fournie par le péritoine, était parsemée d'un grand nombre de petits vaisseaux sanguins; ces deux tumeurs renfermaient chacune une pinte de fluide d'un jaune roux de la consistance de miel liquide; à la face interne de ces poches membraneuses, on remarquait des pelotons de substances blanchâtres hydatoïdes.

L'ovaire droit, du volume d'un œuf de poule, présentait une surface rugueuse, plissée, comme s'il se fût vidé et contracté sur lui-même. Il contenait une matière puriforme d'un blanc jaunâtre; cet organe était plongé dans le petit bassin, au-devant de l'échancrure sacro-iliaque droite.

L'utérus n'avait que quinze lignes de longueur, un pouce de largeur à son fond. L'épaisseur de ses parois n'était que de six lignes; le col formait à lui seul plus de la moitié de la longueur de l'organe; l'extrémité vaginale du col était petite, l'orifice entr'ouvert et sans aucune trace de cicatrices; le tissu de l'utérus était mou, d'un rouge vermeil. Cet organe était atrophié et beaucoup plus petit qu'il n'est à l'époque de la puberté.

Le volume que présentait l'utérus ne permettait donc pas de croire que le développement considérable du ventre qui avait eu lieu à diverses époques, eût été occasioné par une grossesse fœtale. L'ovaire droit n'aurait-il pas été le foyer d'une matière ou d'un fluide quelconque? La rupture de cet ovaire ne se serait-elle pas opérée, et le fluide qu'il contenait ne se serait-il pas fait jour par quelque voie particulière, comme nous en avons donné des exemples dans les observations précédentes?

Les faits suivans qui serviront encore à nous confirmer dans cette opinion, seraient, il nous semble, d'un grand intérêt sous le rapport de la médecine légale.

XXIe OBSERVATION.

IVe de fausse grossesse.

Mademoiselle Adèle B...d, brodeuse, née à Paris, d'un tempérament lymphatique, ayant les yeux gris, la sclérotique bleuâtre, n'avait éprouvé aucun dérangement dans le cours de ses règles, depuis l'âge de 13 ans qu'elle les avait eues pour la première fois, jusqu'à l'âge de 24 ans qu'elles se supprimèrent sans causes connues. A de légers malaises qui durèrent trois mois, succédèrent de vives et profondes douleurs du côté droit de l'abdomen; depuis, développement considérable des parois de cette cavité, dont l'ombilic occupait le centre; sensation de pesanteur sur la fosse iliaque droite. Malgré l'application des sangsues, et les saignées prescrites par le médecin de la malade, le ventre augmentait rapidement de volume, et les douleurs, moins vives, persistaient encore.

Cette malade fut long-temps soupçonnée par ses parens d'être enceinte. Ce ne fut que l'événement qui les fit changer d'opinion sur la véritable cause de l'état de leur fille.

Un des plus habiles chirurgiens de Paris, considérant la maladie comme une affection du foie, prescrivit également plusieurs saignées, l'usage des eaux de Seltz, de Balaruc; mais la maladie allait toujours croissant; le ventre augmentait de volume; il survint de l'enflure depuis l'épaule droite jusqu'au pied, du même côté.

La malade fit appeler un troisième médecin qui fit appliquer sur l'abdomen soixante sangsues; ordonna en deux jours, cinq copieuses saignées du bras. L'infiltration augmenta considérablement; les douleurs de l'abdomen n'en étaient pas moins violentes; la malade ne pouvait uriner qu'à l'aide du cathétérisme. L'application d'un large vésicatoire sur l'abdomen fut sans effet marqué.

On eut ensuite recours aux bains d'eau simple. Selon le dire de la malade, chaque fois qu'elle se baignait, l'eau prenait une teinte verdâtre et une odeur d'œuf pourri.

Cet état de souffrance durait depuis près de trois ans, lorsqu'un jour en levant la jambe avec effort, pour se mettre au lit, la malade sentit (dit-elle) quelque chose se rompre dans son corps, et presqu'en même temps, une grande quantité de fluide sereux, verdâtre, d'une odeur extrêmement fétide, s'échapper de la vulve. S'étant fait mettre sur un pot de nuit, le vase se trouva rempli en un instant. Pendant cinq ou six jours l'écoulement a continué de se faire par la même voie, et s'est terminé par une légère hémorrhagie.

Les douleurs se calmèrent; la tuméfaction du

ventre, l'enflure se dissipèrent progressivement; la malade se rétablit, reprit ses habitudes, son embonpoint; les règles reparurent trois années après la première suppression : temps que dura la maladie et la convalescence.

Deux ans plus tard la malade ayant ressenti des douleurs dans le même côté, les règles venant à manquer à leur époque, elle nous fit appeler. Quoique tout-à-fait étrangère aux soins qui lui avaient été donnés auparavant, nous avions eu occasion de suivre sa maladie et d'en recueillir les détails dont nous ne donnons ici qu'un extrait.

En examinant la malade avec attention, nous trouvâmes la région iliaque droite très-développée : cet état persistait depuis la maladie; le col de l'utérus était dans l'état naturel, mais fort incliné à gauche; à travers la paroi du vagin, on distinguait à droite et un peu en devant, une tumeur solide, mobile, qui répondait à celle qui se dessinait extérieurement dans la région iliaque droite.

Il est à remarquer que la malade n'avait pas été examinée une seule fois pendant le cours de sa première maladie, et que par conséquent on ne put savoir précisément à quel organe on avait à faire. Il est évident pour nous que l'affection était déterminée par un kyste solitaire énorme de l'ovaire, qui par bonheur pour la malade s'est ouvert naturellement, et dont le fluide se sera fait jour par un des points de la paroi recto-vaginale. Les surfaces du kyste auront sans doute contracté entr'elles des adhérences assez intimes pour ne plus donner lieu à une nouvelle secrétion de fluide, comme dans le cas de mademoiselle Eng....

L'application de vingt sangsues sur le point douloureux, quelques bains de siège, ont dissipé la douleur, et les règles sont revenues à leur époque.

XXIIe OBSERVATION.

V^e de fausse grossesse.

Mademoiselle Av...., née près Crépy, département de l'Oise, d'un tempérament lymphatique, avait été sujette, depuis 13 jusqu'à 17 ans, à des contractions musculaires des membres, qui s'annonçaient par une violente crispation de l'estomac, et se terminaient par une convulsion générale, dont la durée était de quinze à vingt minutes.

Un traitement convenable dirigé par le baron Dubois, amena l'excrétion menstruelle qui n'avait point encore au lieu jusqu'alors; quoique cette excrétion ne s'établît que d'une manière imparfaite, les accès nerveux disparurent totalement pendant une année entière.

Douze époques se passèrent depuis sans le retour des règles, malgré les divers moyens employés pour en rappeler le cours. Elles revinrent enfin, mais à des intervalles plus ou moins éloignés, et en très-petite quantité. Quoiqu'elle rendît de temps à autre un peu de sang par le vagin, cette jeune fille se crut enceinte, à cause du développement progressif de son ventre. Les nausées, les vomissemens fréquens, les mouvemens qu'elle ressentait dans la région utérine, la confirmaient dans cette opinion.

Parvenue à la fin du neuvième mois, elle fut prise de violentes douleurs qui cessaient et reprenaient alternativement. Se croyant en travail pour accoucher, elle se plaça chez une sage-femme pour y faire ses couches. Sous l'action d'une de ces douleurs, il s'échappa une assez grande quantité de fluide sanguinolent, que l'on prit pour les eaux de l'amnios. Soixante heures se passèrent ainsi dans les douleurs qui étaient accompagnées d'un léger écoulement séro-sanguinolent des parties génitales, sans autre résultat.

On eut recours à madame Lachapelle, qui reconnut que la malade n'était pas même enceinte.

Cinq mois se passèrent encore dans cet état de douleurs violentes dans l'abdomen, de vomissemens presque continuels de matières verdâtres, qui déposaient au fond du vase un sédiment d'un gris foncé.

Entrée à la Maison de Santé, le 1er septembre 1820.

Malgré l'impossibilité de digérer aucune espèce d'alimens, la malade avait conservé assez d'embonpoint; quoique pâle, la face était pleine : elle avait les paupières livides, les cheveux blonds, les yeux bleus, la sclérotique bleuâtre; la langue était recouverte d'un enduit blanchâtre et d'un jaune foncé à sa base; le pouls était petit, très-fréquent; le ventre, qui s'était affaissé cinq mois auparavant, développé de nouveau, était extrêmement dur, tendu; sa surface était luisante et comme bosselée en différens endroits, particulièrement dans la région épigastrique. Il était plus douloureux vers l'ombilic que sur les côtés.

L'examen par le vagin fit reconnaître l'orifice utero-vaginal dans sa situation naturelle, tout-à-fait clos, quoiqu'un peu plus gros qu'il n'est d'ordinaire chez une femme qui n'a point eu d'enfans. La facilité avec laquelle on le déplaçait au moyen du doigt indiquait bien qu'aucun corps volumineux n'occupait la cavité de cet organe.

L'eau de Seltz, la potion anti-émétique de Rivière ne calment point les vomissemens. Le 17, spasmes, suffocations, douleurs déchirantes dans la région de l'estomac; maniluves réitérés, julep calmant : soulagement momentané.

Le lendemain, les mêmes symptômes se renouvellent avec plus de violence encore; vingt-cinq sangsues sur la région iliaque droite, point le plus douloureux de l'abdomen. A peine les sangsues sont-elles tombées, qu'il s'échappe par le vagin une grande quantité de sang fluide. Dans le courant de la journée la malade rend plusieurs caillots solides d'un sang noir, du volume d'un gros œuf, et qui ne présentaient rien de particulier dans leur composition.

Le col de l'utérus, après la sortie de ces caillots, ne présentait aucun changement; son orifice externe était fermé; le sang continua de couler pendant plusieurs jours, mais moins abondamment que le premier. Le ventre diminua progressivement de volume, de sorte qu'à la fin du quatrième jour, il était mou, affaissé de toutes parts, excepté dans la région hypogastrique, où l'on sentait une tumeur du volume des deux poings, compacte, douloureuse, mais étrangère au corps de l'utérus, qui plus bas que d'ordinaire, se faisait sentir en totalité à travers les parois du vagin.

Les vomissemens de matières vertes continuèrent. Le 23, les douleurs violentes de la région hypogastrique se sont encore renouvelées; la malade disait y ressentir des mouvemens distincts; car il faut dire que malgré tout le temps qui s'était écoulé depuis l'époque à laquelle elle devait accoucher, malgré l'assurance positive qu'on lui avait donné plusieurs fois, d'un état contraire, la malade n'avait pas renoncé à l'idée qu'elle avait eue d'être enceinte.

Ses moyens pécuniaires ne lui ayant point permis de prolonger plus long-temps son séjour à la Maison de Santé, la malade passa à l'Hospice Clinique de l'École. Nous ignorons son sort.

Chez cette jeune fille, les annexes de l'utérus n'avaient sans doute point contracté d'adhérences avec le bassin, puisqu'elles avaient pu se développer librement du côté de l'abdomen, et que l'utérus avait conservé sa mobilité naturelle.

XXIIIe OBSERVAVION.

VIe de fausse grossesse.

Madame Lw..., d'un tempérament lymphatique, ayant les cheveux noirs, les yeux bleus, la sclérotique bleuâtre, âgée de vingt-huit ans, modiste, née à Paris, réglée à treize ans, accoucha naturellement trois ans après. Pendant les deux années qui suivirent ses couches, elle fut sujette à des douleurs vagues dans les membres, qu'elle attribuait à une humeur laiteuse. Mariée une seconde fois à vingt-quatre ans, huit années s'écoulèrent sans aucun dérangement dans les époques menstruelles. Cependant, en 1810, cette excrétion vint à manquer; alors se présentèrent des symptômes de grossesse récente: dégoûts, nausées, vomissemens, développement progressif du ventre, syncopes fréquentes. Cet état dure pendant neuf mois; des douleurs se déclarent : l'accoucheur est appelé; il s'attend à un accouchement naturel et prochain. Plusieurs jours se passent avec des douleurs accompagnées de frequentes syncopes; une hémorrhagie survient, le sang s'échappe de la vulve par torrens; les syncopes sont plus rapprochées; dans un de ces accès, dont la durée se prolonge, l'accoucheur disparaît. Nous étions en ce moment chez une amie de cette dame, que le mari venait appeler à son secours : nous la suivîmes et nous trouvâmes cette femme baignée dans son sang. L'examen des parties génitales nous apprit que l'orifice de la matrice était dans l'état naturel; l'utérus petit, mobile, n'offrait pas le moindre signe d'une déplétion récente. Cependant le côté droit de l'abdomen était encore tuméfié, mais molasse. Nous appliquâmes un bandage de corps assez fortement serré; nous mîmes en usage tous les autres moyens recommandés dans tous les cas d'hémorrragie de cette nature. Pendant plusieurs jours encore il s'est écoulé du sang par la vulve sans qu'il ait été possible de déterminer par quel point du vagin il pénétrait. Les force de la malade s'étant relevées peu à peu, elle s'est parfaitement rétablie à une légère douleur près qu'elle ressent de temps à autre dans la fosse iliaque droite. Le flux menstruel est irrégulier depuis ce temps.

J'eus occasion de voir la malade jusqu'en 1823, qu'elle partit en Irlande avec son mari; l'accident ne s'est point renouvelé; elle n'est pas redevenue enceinte.

XXIVe OBSERVATION.

VIIe de fausse grossesse.

Madame F....., âgée de vingt-trois ans et demi, d'un tempéramment éminemment lymphatique, blonde, ayant les yeux bleus, la sclérotique bleuâtre, s'était mariée depuis quatre ans. Elle avait un enfant de dix-huit mois, lorsqu'elle éprouva une supression subite des menstrues, causées par une nouvelle fâcheuse qu'on lui annonça brusquement.

Deux époques s'étant passées sans le retour des règles, la jeune femme se crut enceinte : les nausées, les dégoûts pour les alimens ordinaires, fortifiaient son opinion. Elle ne prenait pour toute nourriture que des marrons rôtis et des gâteaux de pommes, qu'elle digérait assez bien. Elle restait plusieurs jours sans faire usage d'aucune espèce de boissons. En même temps que le ventre prenait de l'accroissement, il se faisait sentir des douleurs dans le dos, dans les lombes, et dans la région hypocondriaque droite, accompagnées de pesanteur sur les pubis et de tiraillement dans les aines. Mais cet état général de souffrance n'empêchait pas la malade de se livrer aux occupations de son commerce de chapélerie.

Parvenue à la neuvième époque de la suppression des règles, s'attendant à un accouchement prochain, elle fut prise de violentes douleurs dans le ventre, qu'elle attribua à un accès de frayeur. Ces douleurs s'accompagnèrent d'une fièvre ardente, et furent combattues au moyen d'un traitement antiphlogistique appliqué par l'accoucheur de la malade.

Deux mois se passèrent encore sans que l'accoucheur pensât à renoncer à l'idée première d'une grossesse fœtale. Il s'appuyait sur des exemples de conceptions qui avaient eu lieu quelques mois après la suppression des règles. Cependant n'ayant pas senti remuer comme dans sa première grossesse, la malade conçut de l'inquiétude sur son état; elle consulta le professeur Dubois, qui lui donna l'assurance qu'elle n'était point enceinte.

En effet, nous examinâmes cette jeune femme lorsqu'elle entra à la Maison royale de Santé, le 20 octobre 1819. L'utérus, situé plus bas qu'à l'ordinaire, extrêmement mobile, était du volume naturel; le ventre excessivement développé, accusait, par la percussion, la présence d'un fluide contenu dans des cavités différentes, spécialement du coté droit où le ventre était plus volumineux et très sensible. L'ombilic occupait le milieu de l'abdomen.

La paracentèse ayant été pratiquée sur ce même côté, il sortit par la canule un fluide épais, brunâtre, inodore, semblable à la mélasse, pour la couleur et la consistance. Quoiqu'on en ait obtenu environ plein deux vases de nuit, le ventre peu diminué de volume, est resté dur, empâté, spécialement du côté droit. Cependant la respiration étant devenue plus libre, la malade put se lever le lendemain et prendre de la nourriture.

Le 28, douleur dans la région hypochondriaque gauche et dans la cuisse du même côté, qui se dissipent d'elles-mêmes le lendemain.

Sortie le 30 du même mois.

Le 1er décembre, la malade éprouve tous les accidens qui l'avaient amenée à la maison de santé un mois auparavant. Difficulté extrême de respirer, douleur dans la région de l'estomac, vomissemens, pesanteur sur les pubis; l'abdomen est plus développé que la première fois; les douleurs du côté droit beaucoup plus violentes; la fluctuation n'est sensible que dans les régions moyennes de l'abdomen. Cette cavité paraît être occupée en grande partie par une masse solide et compacte.

On s'est décidé à faire la ponction près du point où on l'avait précédemment pratiquée : il en sortit environ plein deux cuvettes d'un fluide sanguin, d'un rouge foncé, mais moins brun, moins consistant que celui que l'on avait obtenu la première fois. Quoique le votre fût diminué de volume après cette opération, la malade en éprouva un grand soulagement, et le huitième jour retourna chez elle, rue du Dauphin.

Nous apprîmes qu'elle était morte dans sa maison peu de temps après.

XXVe OBSERVATION.

VIIIe de fausse grossesse.

Madame Dec..., âgée de vingt-huit ans, née et élevée à Paris, d'un tempéramment lymphatique, d'une haute taille, blonde, ayant les yeux bleus, la sclérotique bleuâtre, avait été menstruée à treize ans. Chaque époque subséquente fut toujours précédée de douleurs de reins et d'une irritation nerveuse, qui allait quelquefois jusqu'à la convulsion. Depuis l'âge de vingt-deux ans, époque de son mariage, cette dame habitait une vallée humide en Normandie, et eut à supporter de violens chagrins.

A vingt-quatre ans elle accoucha de son second enfant : le travail dura soixante heures. Le lendemain douleurs violentes de l'abdomen accompagnées de convulsions des membres ; les paroxismes en étaient très-rapprochés. Malgré tous les moyens employés pour calmer les douleurs et l'irritation générale, cet état a persévéré avec plus ou moins d'intensité pendant quatre mois. Cependant la santé s'est rétablie : la malade a repris même beaucoup d'embonpoint. Mais elle tomba dans la mélancolie la plus profonde ; la crainte de redevenir enceinte et la douleur qu'elle éprouvait dans l'acte conjugal, lui faisaient redouter les approches de son mari, quoiqu'elle eût pour lui une excessive tendresse.

Dans le courant du mois d'octobre 1821, la malade se plaint d'une sensation de chaleur brûlante, qui remonte de l'estomac au pharynx, suivie de sputation de fluide muqueux assez abondant et d'une saveur salée ; les règles augmentent en quantité ; le ventre se développe ; l'appétit se perd peu à peu, et n'est stimulé que par des alimens de haut goût ; le sommeil est assez bon, mais de peu de durée ; le ventre reste libre ; l'urine est abondante et fortement colorée. La face, les membres maigrissent un peu ; les mamelles s'affaissent à mesure que le ventre augmente de volume ; cependant il ne se fait sentir aucune douleur dans la cavité abdominale, si ce n'est sur les pubis pendant la progression.

Dans le courant du mois de mars le ventre est développé comme dans la grossesse à terme. Quoique l'écoulement de sang du vagin paraisse deux et même trois fois par mois, cette jeune dame se croit enceinte de cinq mois : elle affirme même sentir remuer comme dans ses deux grossesses précédentes.

M'ayant été adressée par M. le professeur Dumeril, qui en était le médecin, j'examinai cette dame avec la plus grande attention.

L'abdomen était plus développé à droite qu'à gauche; sa surface était lisse; point de fluctuation; l'ombilic était au centre. Du côté du vagin, on ne remarquait aucun changement dans la situation, dans la forme ni dans le volume de l'utérus : aucune espèce de tumeur ne s'y faisait remarquer.

Pendant le cours de six à sept semaines, la malade fut examinée trois fois; la seconde, je crus remarquer une fluctuation partielle du côté droit; la troisième fois, la présence du fluide était beaucoup plus sensible.

J'avais déjà exprimé mon opinion sur la nature de la maladie que j'attribuais à une tumeur enkystée des annexes de l'utérus. Mais toujours la malade en revenait à ses idées de grossesse, qu'elle craignait beaucoup plus que la maladie dont elle était affectée. M. Duméril et moi, nous la déterminâmes à prendre l'avis d'une autre personne : elle se décida pour M. Dupuytren, qui reconnut, comme nous, l'existence d'un fluide enkysté et l'absence de tout espèce de grossesse fœtale.

Il prescrivit les bains, les douches locales d'eau de mer artificielle; l'eau salée et, s'il était possible, l'eau de mer naturelle pour boisson, et d'autres stimulans administrés tant à l'intérieur qu'à l'extérieur.

La prescription fut suivie exactement, depuis le 17 jusqu'au 25 avril; le ventre augmentait presqu'à vue d'œil; il s'écoulait toujours par le vagin une sérosité roussâtre; l'appétit était devenu meilleur, le sommeil était bon.

On suspendit l'usage des bains et des douches; on eut recours au traitement mercuriel : frictions sur les cuisses et sur les jambes; calomel six grains par jour.

Le 7 mai; vomissemens spontanés de matières verdâtres et sanguinolentes; douleurs vives dans l'épigastre. On cesse les pilules; on continue les frictions avec un gros de pommade par jour.

Au commencement de juin, la fluctuation se fait sentir dans une plus grande étendue de l'abdomen. Dans les premiers jours de juillet, l'examen du côté du vagin fait reconnaître une tumeur mollasse, située au-devant de l'échancrure sacro-iliaque droite, qui se durcit par la compression extérieure des régions abdominales du même côté.

Pendant cet examen, il s'échappa environ un cuillerée de sang, qui ne sortait pas de la cavité de l'utérus; car l'orifice était repoussé à gauche, derrière le doigt explorateur, et le sang s'est écoulé le long de la face palmaire de ce doigt et de la main; il paraissait transsuder à travers la paroi du vagin de ce côté.

Dans le courant du mois d'août, MM. Chaussier et Fouquier furent consultés; mais la jeune dame ne se trouvant pas plus mal ne suivit que très imparfaitement les conseils qui lui furent donnés par ces deux médecins.

Le 8 septembre; les douleurs du côté droit, sourdes auparavant, deviennent beaucoup plus vives; dans la nuit du 10, douleur aiguë avec sensation de déchirement dans le flanc droit. Depuis ce temps les douleurs allèrent toujours croissant. On pensa qu'il s'était fait une rupture du kyste ou d'un des kystes, s'il y en avait plusieurs, et par suite épanchement dans la cavité péritonéale de l'abdomen. Cependant le ventre n'avait point changé de forme; s'il y avait eu épanchement, il se serait sans doute manifesté du côté de la paroi recto-vaginale: mais rien n'était changé dans la disposition de ces parties. La tumeur qui répondait à celle de l'abdomen n'était ni plus volumineuse, ni plus accessible au toucher du côté du vagin.

On se borna, pour le moment, à l'application de cataplasmes arrosés de laudanum, sur le point le plus douleureux de l'abdomen; à donner pour boisson le lait d'amandes nitré, la sécrétion de l'urine ne se faisant presque plus. Les douleurs se soutenant avec la même intensité, la malade demandant à grands cris qu'on lui fît la ponction, on la pratiqua le 14 septembre. On en obtint vingt-sept livres de fluide albumineux de couleur d'ambre.

Le ventre s'est totalement affaissé; il paraît qu'il n'existait, au moins lors de la ponction, qu'un seul kyste qui a été complètement vidé;

il ne restait du côté droit qu'une tumeur du volume d'un œuf, derrière le point de la piqûre que l'on fit au-devant et près de l'épine du bord antérieur et supérieur de l'iléum droit.

Au moyen d'un demi-corset lacé sur le trajet de la ligne médiane, on a maintenu les viscères abdominaux dans un état de compression uniforme et générale.

La malade se trouvait si bien, que le troisième jour elle se disposa à sortir. Occupée trop long-temps de sa toilette, à essayer, à défaire, à remettre des robes qu'elle avait fait ajuster pour sa nouvelle taille, elle resta près de trois heures, presque nue, dans une chambre dont la fenêtre était ouverte, et sortit ensuite en voiture.

Le soir, douleurs violentes du côté du kyste; tuméfaction, sensibilité extrême de la surface des tégumens voisins du lieu poncturé. Les douleurs se calmèrent un peu après une application de sangsues. Mais bientôt tous les symptômes se renouvellent, le ventre se développe avec rapidité. On fait une seconde ponction le 28 octobre ; on en retire quinze livres de fluide sanguinolent. L'affaiblissement général est à son dernier période, la malade succombe le 10 novembre 1822.

Les parens n'ont point permis l'ouverture du cadavre.

XXVIe OBSERVATION.

IXe de fausse grossesse.

Madame Gu.., âgée de 22 ans, domiciliée à la Chapelle, près Paris, menstruée depuis l'âge de 13 ans, très régulièrement. Mariée depuis trois années environ, elle n'avait pas encore eu d'enfans. Au mois d'octobre 1818, les règles vinrent à manquer pour la première fois : plusieurs époques se passèrent ainsi, et le ventre, les mamelles augmentèrent de volume. Cependant toutes les fonctions se faisaient comme dans l'état de parfaite santé. Vers le mois de février, des mouvemens se firent sentir dans le bas-ventre ; plus tard ils se renouvelèrent encore : plus de doute alors pour la malade, que ses vœux les plus chers ne fussent accomplis.

Le 12 juillet 1819, s'annoncent dans l'abdomen des douleurs vives intermittentes. L'accoucheur est appelé; il reconnaît l'existence d'une grossesse à terme et attend les effets des douleurs qui continuent sans apporter aucun changement à l'état de la malade. On la plonge plusieurs fois dans le bain; on applique des sangsues à la vulve sans résultats marqués. Il survient le troisième jour une hémorrhagie abondante qui se manifeste par le vagin. L'accoucheur appelle un confrère qui conseille la saignée du bras : la perte cesse, mais l'accouchement ne se fait pas.

On demanda l'avis du professeur Désormeaux: à la première inspection des parties, il crut reconnaître l'existence d'une grossesse extra-utérine; mais après un examen plus attentif, il déclara que le développement du ventre n'était occasioné que par la présence d'une tumeur dont il était difficile, alors, de déterminer la nature et le siége.

Tels sont les renseignemens recueillis auprès des parens et de la bouche même de la malade, le 7 septembre suivant qu'elle fut apportée à la Maison de Santé, environ deux mois après l'époque à laquelle l'accouchement devait avoir lieu.

Examen. Tempérament éminemment lymphatique, chevelure noire, les yeux bleus, la sclérotique bleuâtre, les paupières livides, décoloration de la face; maigreur des régions supérieures du tronc, respiration haletante; douleurs abdominales à chaque inspiration. L'abdomen était énornemement développé et d'une manière uniforme; l'ombilic en occupait le centre. Les tégumens étaient d'un blanc violacé, luisans, se laissant déprimer par la compression; la sensibilité était si grande qu'il n'était pas un point de la surface abdominale où la douleur ne fût excitée par le plus léger attouchement.

Examen par le vagin. Ce canal était obstrué à environ un pouce et demi de son orifice externe, par une large tumeur lisse, compacte, solide, indolore, qui occupait presque toute l'excavation du bassin, de manière à ne laisser pénétrer le doigt d'aucun côté. Cependant après plusieurs tâtonnemens, on parvint à glisser plusieurs doigts dans la direction du sacrum, jusqu'à une certaine profondeur. On sentit derrière la face postérieure de la tumeur, un petit corps mobile de la grosseur de l'extrémité du petit doigt, que l'on reconnut à son orifice pour le museau de tanche dans l'état naturel.

Les cris que poussait la malade pendant cet examen, nous forcèrent d'abandonner toutes recherches ultérieures. Mais nous avions acquis la certitude que la tumeur était en effet dans la cavité abdominale tout-à-fait indépendante de l'utérus, et qu'elle repoussait en arrière la paroi antérieure du vagin.

Le lendemain 8, epistaxis qui cesse et reprend alternativement pendant plusieurs jours.

L'état de la malade étant absolumeut désespéré on se borna aux fortifians pour soutenir sa douloureuse existence, qui s'est prolongée encore pendant vingt jours (jusqu'au 28 septembre).

DISSECTION.

L'*Abdomen* étant l'unique objet de notre attention, on s'en tint à faire l'ouverture de cette cavité, d'où il s'est échappé une grande quantité de fluide transparent et incolore. Une masse énorme, blanchâtre, oblongue, occupait obliquement la cavité abdominale depuis le contour cartilagineux des côtes du côté droit jusque dans la cavité du petit bassin. Le sintestins grêles étaient déjetés à gauche ; le bord supérieur de la tumeur était en contact avec le grand lobe du foie, qui s'en trouvait recouvert dans une grande étendue.

En soulevant cette masse pour examiner les connexions de sa face postérieure, elle se détacha presque d'elle-même de la trompe où elle était retenue dans un trajet d'environ trois pouces, par un tissu membrano-vasculeux extrêmement lâche et ténu. Tout-à-fait isolée, on enleva cette tumeur du bassin où elle était tellement enfoncée par son extrémité inférieure, qu'il fallut employer une certaine force pour l'en dégager. Son extraction fut accompagnée d'un bruit semblable à celui qui se fait entendre lorsqu'on débouche une bouteille de vin de Champagne.

Cette trompe était très-rouge et entourée de beaucoup de vaisseaux: ce qui lui donnait un volume triple de celui qu'elle a d'ordinaire.

Il ne restait pas le moindre vestige d'ovaire de ce côté.

Du côté gauche, l'ovaire, du volume d'un gros œuf de poule, était d'un blanc bleuâtre, hérissé d'aspérités, et d'une apparence cartilagineuse : le scalpel le plus tranchant ne put l'entamer qu'avec beaucoup de peine.

La tumeur principale, formée par l'ovaire droit, affectait la forme d'un conoïde aplati sur sa face antérieure, déprimé sur les côtés, dans les deux tiers de sa longueur totale, qui était d'environ treize pouces. Son diamètre supérieur avait à peu près sept à huit pouces; la portion inférieure, qui était plongée dans le bassin, avait environ trois pouces et demi à quatre pouces de diamètre en tous sens : tandis que les autres portions de la tumeur étaient épaisses de cinq à six pouces.

L'extrémité inférieure de cette masse était recouverte de lambeaux de membranes, d'un rouge brun, appartenant au péritoine; le bord latéral gauche, qui avait été en contact avec les intestins, était d'un vert foncé; le reste était d'un blanc rosé.

Dans toute l'étendue de sa surface antérieure la tumeur était comme mamelonnée; sa surface opposée offrait une fissure longitudinale profonde, qui la partageait de ce côté en deux portions équilatérales : trois autres divisions transversales à environ trois pouces de distance l'une de l'autre, donnaient à cette face postérieure de la tumeur la forme d'un rein, ou rognon de bœuf. La tumeur pesait sept livres.

Coupée par tranches, sa substance blanchâtre, compacte, rosée, était comme lardacée en différens endroits, et *parsemée de petits kystes granulés*. Dans la portion inférieure, existait une cavité d'environ deux pouces et demi de diamètre et de profondeur, remplie d'un fluide séreux et jaunâtre. Les tumeurs mamelonnées de la surface antérieure, épaisses d'une ligne, contenaient un fluide limpide, incolore.

L'utérus situé derrière l'extrémité inférieure de cette tumeur, était extrêmement petit, on peut dire atrophié, d'une substance mollasse, d'un rouge pâle. Séparé de ses annexes, il pesait une once.

Cette observation présente une foule de réflexions, sous le rapport du diagnostic; mais nous nous bornerons à faire remarquer que la malade ne s'était jamais plainte de douleurs dans l'abdomen; que sa santé avait été constamment bonne; que les règles n'avaient jamais éprouvé le moindre dérangement, et que par conséquent la maladie n'était point le résultat d'une inflammation aiguë: que le développement et l'accroissement de cette tumeur se sont faits avec une prodigieuse rapidité; que la masse principale était composée d'un nombre infini d'autres petites tumeurs, les unes à l'état solide, les autres dans un état de fluidité absolue; que l'ovaire gauche était également composé de corps durs, très-rapprochés entr'eux, et présentait à la surface des inégalités qui indiquaient l'individualité de chaque portion de la tumeur.

XXVIIe OBSERVATION.

X^e de fausse grossesse.

Mademoiselle And...., née et élevée à Versailles (Seine-et-Oise), d'un tempérament lymphatico-sanguin, avait été menstruée à douze ans et demi. Cette excrétion a continué de se faire régulièrement tous les mois, pendant cinq jours et très-abondamment jusqu'à quinze ans, qu'elle cessa par l'effet de sa grossesse, qui parcourut toutes ses phases sans aucun accident. L'accouchement naturel et prompt, ainsi que la délivrance, furent suivis d'une perte de sang des plus violentes. La malade resta dans un état de faiblesse extrême, qui dura près de trois mois; alors les règles reparurent et se renouvelèrent à des époques fixes et en même quantité qu'avant la grossesse. Le ventre, qui était resté un peu gros après l'accouchement, augmenta progressivement de volume : ce que la jeune personne, qui se portait fort bien alors, attribuait à un surcroit d'embonpoint.

Sept mois après l'accouchement, en novembre 1820, sans avoir épouvé aucun changement dans l'époque, ni dans la durée de ses règles, sans aucune espèce de douleurs précédentes, cette jeune fille se sentit tout-à-coup inondée d'un flot d'eau qui s'échappait du vagin. Plusieurs flots se succédèrent pendant l'espace de quatre à cinq minutes. Une heure après, encore nouvel afflux d'eau, et le ventre, qui était développé comme au sixième mois de la grossesse, fut totalement affaissé. La malade estimait la quantité de fluide qu'elle avait rendu de cette manière à environ deux pintes. Il n'y avait que trois jours qu'elle avait eu ses règles.

Un mois après, les règles reparurent à leur époque, mais le ventre se développait comme auparavant. Malgré les protestations de la malade pour dissiper les craintes qu'avaient ses parens d'une nouvelle grossesse, ils firent appeler un accoucheur, qui fortifia leur soupçon en affirmant, d'une manière positive, que la jeune fille était encore enceinte.

L'abdomen continuant de s'accroître considérablement; des douleurs violentes se faisant sentir dans la région iliaque droite, le terme présumé de la grossesse étant passé, on fit appeler de nouveau l'accoucheur qui commença à douter de la véritable cause du développement du ventre et des douleurs qui l'accompagnaient. Il fit une copieuse saignée du pied, prescrivit les bains de siége, les boissons nitrées, etc.

Au bout de quelques jours les douleurs se calmèrent; mais l'abdomen prit un accroissement plus rapide encore; la malade maigrissait un peu, les mamelles s'amollissaient; mais l'appétit, le sommeil étaient bons. A son entrée à la maison, le 25 octobre 1821, dix-huit mois après l'accouchement, la malade avait conservé toute la fraîcheur, la vivacité, la gaîté et l'agilité de son âge, malgré l'énorme volume de son ventre.

Examen. L'abdomen était développé comme

dans le cas de grossesse double à terme ; sa surface était lisse, luisante et parsemée d'un grand nombre de veines ; l'ombilic en occupait le centre. Il était impossible de distinguer aucune espèce de tumeur, à cause de l'excessive intumescence des parois abdominales. On remarquait bien, par la percussion, la présence d'un fluide quelconque ; mais la fluctuation en était obscure et partielle.

Du côté du vagin, l'utérus était très bas, on pouvait avec le doigt en parcourir toute l'étendue, depuis son orifice, qui était appuyé sur le périnée, jusqu'à son fond que l'on distinguait à travers la paroi antérieure du vagin. Cet organe était très-mobile et de volume naturel; mais derrière et au-dessus des pubis on sentait un corps solide, d'une fixité absolue, et un peu douloureux sous la pression.

M. le professeur Dubois examina aussi la malade ; incertain sur la nature de la maladie, il remit à une autre temps l'emploi des moyens de la soulager. Elle sortit donc de la maison peu de jours après son entrée.

Elle revint le 20 février 1822, vingt-deux mois après l'accouchement. Pendant les quatre mois qui s'étaient écoulés, elle avait été en proie à de violentes douleurs dans les régions sus-pubienne et iliaque droite. La marche était devenue extrêmement pénible ; la respiration excessivement gênée, plus particulièrement encore pendant le décubitus. Défaillances et syncopes fréquentes : cependant la malade dormait assez bien ; les digestions étaient bonnes ; les excrétions alvines, urinaires et menstruelles avaient continué de se faire comme en parfaite santé.

Le lendemain vingt-un, on pratriqua la paracentèse dans le flanc droit; on en obtînt plein un sceau de douze pintes de fluide séreux sanguinolent. On soutint les muscles abdominaux, comme il est d'usage, et la malade se trouva très-soulagée.

Le 22, les parois abdominales étaient tellement flasques et ridées que rien n'était plus facile que d'en explorer la cavité. On sentait très distinctement deux tumeurs solides, immobiles, l'une au-dessus des pubis, l'autre dans la fosse iliaque droite, au-dessus du lieu où l'on avait fait la ponction. Celle de la région hypogastrique, était accessible du côté du vagin : elle occupait la portion antérieure du détroit abdominal. La matrice était au-dessous et dans l'état où nous l'avions trouvée la première fois.

La malade revint pour la troisième fois, le 1er juillet 1823, trente-quatre mois après son accouchement, seize mois après la paracentèse. Le ventre avait acquis un volume peut-être plus considérable encore que celui qu'il présentait lors de la dernière ponction. Les accidens précédens avaient pris plus d'intensité ; les défaillances, les syncopes se renouvelaient plus fréquemment. Les douleurs dans les régions inférieures du ventre et des aines étaient plus violentes depuis la réplétion du kyste : l'amaigrissement était considérable ; le teint pâle et livide ; les mamelles étaient atrophiées ; la respiration haletante ; le décubitus presqu'impossible, même sur un plan très incliné.

On fit la ponction le lendemain dans le voisinage du lieu où on l'avait pratiquée la première fois (sur le flanc droit). Il s'écoula par la canule, 35 livres d'un fluide albumineux jaunâtre.

Les trois premiers jours se sont bien passés. Le quatrième, frisson, nausées, vomissemens, douleurs violentes dans toute l'étendue de l'abdomen. Le sixième jour, fièvre. L'application de

25 sangsues procure un soulagement momentané; mais tous les symptômes de la péritonite reparaissent; les vomissemens de matière verdâtre; les selles involontaires en diarrhée persévèrent; le météorisme du ventre s'accroît avec une effrayante rapidité; la fièvre est constante; les traits s'altèrent et la maladie se termine par la mort le quarantième jour de la seconde ponction.

AUTOPSIE.

On fit avec le scalpel une légère incision sur le côté droit de l'abdomen pour vider sa cavité des fluides qu'elle contenait; il en sortit environ huit pintes de matière épaisse d'un jaune perlé qui avait l'apparence et la consistance du pus.

L'*abdomen* fut ouvert circulairement en commençant au-dessus des pubis jusques vers le contour de la crête iliaque droite. Là, le scalpel se trouva arrêté par une substance osseuse qui était contenue dans l'épaisseur de la paroi abdominale. Nous découvrîmes une poche, à parois épaisses, dans laquelle l'instrument venait de pénétrer; elle était remplie de pus et de substances de diverses natures; on continua l'ouverture de la cavité abdominale en suivant le contour des côtes droites, le bord antérieur du thorax, jusqu'au contour des fausses côtes du côté gauche.

Cette vaste cavité que l'on venait d'ouvrir, que l'on croyait être celle de l'abdomen, dont elle occupait tout l'espace, n'était que l'intérieur du kyste lui-même. La face interne de ce sac immense était enduite d'une couche épaisse de matière puriforme d'un blanc jaunâtre. On y rencontrait çà et là des masses obrondes de matière suiffeuse dont plusieurs étaient du volume d'un œuf.

Libre par sa paroi postérieure et par son bord latéral gauche, cet énorme kyste était adhérent par sa face externe antérieure et son bord latéral droit dans toute la longueur de la paroi abdominale. Les deux substances étaient tellement confondues l'une avec l'autre qu'elles semblaient ne faire qu'un seul et même tissu. Les régions gauches de l'abdomen étant libres, c'est de ce côté qu'était déjeté le paquet des intestins grêles. Le foie, l'estomac, le diaphragne étaient refoulés par le sommet du kyste dans la cavité du thorax : tous ces viscères étaient très sains; il n'y avait pas le moindre épanchement dans ce qui restait de libre de la cavité abdominale.

Ce kyste, partagé dans sa longueur par une cloison horizontale, formait deux cavités; l'une supérieure, la plus grande, comprenant les régions épigastrique et ombilicale, l'hypocondre et le flanc droit. La portion inférieure, la plus petite, occupait la fosse iliaque droite et l'hypogastre,

La cloison horizontale, qui servait de plancher à la cavité supérieure, était perforée dans son centre; de sorte que le fluide purulent contenu dans la cavité inférieure passait, par regorgement et par compression, dans la cavité supérieure. Cette perforation ne s'est peut-être opérée qu'après la seconde ponction; car le fluide que l'on obtint alors n'était qu'albumineux et non puriforme comme celui que renfermait le kyste après la mort.

Cette cavité inférieure était elle-même divisée par une cloison en deux autres cavités équilatérales. Celle de la fosse iliaque droite égalait la capacité du crâne d'un fœtus à terme. Elle était remplie de matière puriforme épaisse, de fragmens osseux, parmi lesquels on reconnaissait des dents canines, molaires, et plusieurs pelotons de poils roux.

La cavité qui formait tumeur au-dessus des pubis, était occupée par une masse organisée du volume des deux poings, composée de substances musculaires, cartilagineuses, osseuses, parmi lesquelles on distinguait de la gélatine, de la graisse, et une grande quantité de poils plus ou moins longs. Cette masse informe était adhérente de toute part à la cavité qui la renfermait.

Dans cette masse on a trouvé deux os longs articulés paraissant appartenir à un fœtus de cinq à six mois de conception, et qui pouvaient être les os des membres addominaux. A travers d'autres portions de substances molles on sentait des parties dures, circulaires, percées au centre qui pouvaient faire partie de la base de l'occiput, d'une vertèbre ou de la portion circulaire du bassin, mais qu'il était trop difficile de distinguer à cause de l'enlacement des tissus divers dont ils étaient entourés.

Nous avons beaucoup regretté que l'ouverture du cadavre n'ait pas été faite avec plus de méthode, et que l'on n'ait pas pris la peine de disséquer le kyste pour l'enlever tout entier.

Nous avons aussi à regretter la perte des portions de la masse que nous avions mise en macération pour en dégager les parties osseuses et les examiner ensuite avec soin. Il ne nous en reste qu'une seule pièce qui nous paraît être un fragment de la mâchoire inférieure. Elle porte une mêche de cheveux de deux pouces de longueur et une très-grosse dent molaire.

Cependant la plus grande partie du kyste, celle qui contenait la substance organisée a été enlevée avec la matrice, ses annexes et une portion du vagin; pièces qui furent soumises à l'examen de MM. Duméril et Paul Dubois. C'est depuis que nous les avons fait macérer, que ces pièces ont été perdues.

L'utérus, du volume naturel, d'un rouge brun, était d'une consistance plus molle que dans l'état ordinaire. Son orifice externe était fermé. La face interne de la cavité de l'organe était d'un rouge vif, et couverte d'une transudation sanguine.

L'*ovaire droit* et la trompe du même côté étaient parfaitement sains.

Le kyste était formé par l'énorme développement de l'*ovaire gauche* qui s'était porté à droite où il avait contracté des adhérences si intimes avec les parois latérales droites et antérieures de l'abdomen.

La trompe gauche, entraînée avec l'ovaire du même côté, s'était allongée dans la même proportion que l'organe affecté. Accolée sur toute la longueur du bord latéral gauche du kyste, la trompe avait acquis 13 pouces de longueur, et son diamètre était augmenté de plus du double de son volume ordinaire. Le calibre des vaisseaux ovariens et tubaires, de ce côté, offraient des dimensions proportionnées au développement des parties auxquelles ils fournissaient le sang.

Ainsi les deux ovaires et les deux trompes se trouvaient à droite; les deux organes sains étaient dans l'excavation du bassin et dans leur situation naturelle; les deux autres occupaient le détroit abdominal du même côté, et cependant la matrice était dans sa situation naturelle, un peu plus abaissée seulement. Le tissu fibriforme du kyste ne présentait pas partout la même épaisseur; ses parois libres n'avaient que trois à quatre lignes, tandis que les surfaces adhérentes aux parois abdominales avaient ensemble sept à huit lignes; elles étaient beaucoup plus épaisses encore dans le kyste inférieur qui contenait la masse organisée.

Chaque fois qu'on a fait la ponction l'instrument n'a pénétré que dans le grand kyste.

Cette observation peut donner lieu à plusieurs questions : l'affection de l'ovaire n'était-elle que l'effet d'une dégénérescence morbide? Les substances diverses qu'on y a rencontrées n'étaient-elles que le résultat de concrétions osseuses, pileuses, etc., comme pourraient le faire croire des cas analogues, où l'on a trouvé dans l'ovaire de jeunes filles(1), tantôt des pelotons de poils, tantôt des poils et des dents, d'autres fois dans le même organe, des poils, des dents, des fragmens osseux, que des observateurs ont attribué à l'existence antécédente d'un fœtus, qui aurait péri dans le kyste qui le renfermait.

---

(1) Nous avions fait des recherches qui nous avaient procuré des notes en si grande abondance sur les faits que nous avons rapportés, que nous avons renoncé à l'idée qui nous était venue de les placer à la suite de ce Mémoire, dont elles auraient augmenté le volume, sans ajouter à son intérêt.

Si, d'après les détails que nous avons donnés on reconnait la dégénérescence d'un fœtus ovarien, il reste encore à savoir s'il préexistait à la grossesse utérine, ou si la conception avait été simultanée dans l'utérus et dans l'ovaire.

Le commerce clandestin de la jeune fille durait depuis cinq mois, lorsqu'elle s'aperçut pour la première fois, de l'absence de ses règles. On sait bien que la conception extra-utérine n'entraîne pas toujours la suppression de l'écoulement des menstrues; que cet état n'exclue pas non plus la possibilité d'une grossesse à terme, coexistante ou subséquente; les exemples de superfœtation de ce genre ne sont pas très-rares.

Quoiqu'il en soit, si la conception s'est opérée dans l'ovaire, elle n'a pu avoir lieu depuis l'accouchement, puisque la malade nous a donné l'assurance réitérée de ne s'être point exposée à redevenir enceinte depuis cette époque; d'ailleurs, d'après le système généralement adopté, la raison se refuserait à admettre la superfétation ovarienne pendant l'existence de la grossesse utérine. Non-seulement l'orifice tubaire est fermé à l'intérieur par la double membrane caduque et chorion, et par celle de l'amnios, mais cet orifice est encore oblitéré du côté de la trompe par le changement de disposition des plans fibreux qui entourent l'origine de ce canal (1).

---

(1) Nous dirons en passant, un mot de cette remarque qui nous est propre.

L'orifice utérin de la trompe ne s'ouvre directement dans l'utérus que dans l'état de vacuité absolue de cet organe; car peu de temps après une copulation productive, les couches musculaires extérieures de l'utérus s'éloignent du centre de la ligne médiane, s'écartent et s'abaissent sur les côtés. Les bords de l'orifice du côté de la trompe, ne se trouvent plus correspondre avec les bords de ce même orifice du côté de la cavité utérine; l'orifice extérieur est plus bas que celui qui répond à l'intérieur. Quoique l'orifice utéro-tubaire n'ait que deux lignes d'épaisseur ou de longueur, il n'en forme pas moins un canal, tel court qu'il soit, qui change de direction peu de jours après la grossesse : c'est alors que ce canal affecte une direction oblique qui, prise à l'extérieur. est de bas en haut. Plus la matrice se développe plus le canal tubaire s'allonge dans l'épaisseur du tissu de l'utérus. Cette disposition est la même que celle des uretères au moment où ils pénètrent dans l'épaisseur des parois de la vessie; il n'y a de différence que celle-ci : c'est que les uretères pénètrent de haut en bas et que dans la grossesse, la trompe pénètre de bas en haut dans l'épaisseur des parois de la matrice. Il est

Si la grossesse ovarienne a eu lieu chez mademoiselle Andr...., en quel temps à péri le fœtus extra-utérin ; était-ce avant, pendant ou après l'accouchement? L'hémorrhagie violente

---

évident qu'une fois la cavité utérine occupée par le produit de la conception, un nouvel ovule fût-il fécondé et amené dans la trompe, la nouvelle disposition de son orifice utérin s'opposerait totalement à son accès dans la cavité de la matrice ; l'ovicule avorterait là, ou s'y développerait; c'est ce qui arrive dans les grossesses tubaires. Si l'on était bien persuadé que les couches musculaires extérieures de l'utérus glissent sur les tissus qu'elles recouvrent pendant la gestation, on pourrait se rendre compte des exemples de grossesses developpées dans l'épaisseur des tissus de l'utérus, derrière le muscle utéro-sous-péritonéal. Mais cette espèce de grossesse ne peut avoir lieu que dans le cas de fécondation de deux ovules en même temps, dont l'un est parvenu dans l'utérus et s'y développe, et l'autre retardataire, est resté dans la trompe, ou dans le trajet qu'elle parcourt dans l'épaisseur du tissu et peut s'y développer ainsi, comme M. Breschet en a rapporté plusieurs exemples (1).

(1) Mémoire sur un nouveau genre de grossesse extra-utérine, *Archives générales de Medecine*, tom. X, janvier, 1826.

qui succéda à la délivrance était-elle étrangère à l'état de l'ovaire? Cette perte de sang avait dû attirer l'attention de l'accoucheur: l'investigation des parties était très-facile alors: mais il paraîtrait que la tumeur formée par l'ovaire a été confondue avec celle que présente alors l'utérus lui-même dans son état de déplétion récente, comme nous l'avons vu dans les observations 4 et 5.

Cette première négligence a causé l'erreur du diagnostic porté plus tard sur l'état de la jeune malade, et qui devint pour elle une source inépuisable de peines, de chagrins, et peut-être la cause de sa mort prématurée. On pouvait avoir recours à quelques moyens que l'art avait à sa disposition, pour tenter la guérison de cette jeune fille, ou pour seconder les efforts que fait ordinairement la nature en pareille circonstance. Sept mois après l'accouchement de la malade, l'évacuation abondante et réitérée de fluide séreux par le vagin, les douleurs violentes qui accompagnaient la rupture qui venait de s'opérer, auraient dû éveiller l'attention du médecin.

La maladie ayant été méconnue dans son origine, ne présentant plus par la suite que des signes équivoques, elle ne laissait à l'art d'autres ressources que dans la paracentèse: faible moyen qui hâte presque toujours le terme fatal, et que pour cette raison M. Dubois avait différé autant que possible.

Ce que cette observation présente encore de remarquable, c'est la transposition de la partie affectée. On en a vu déjà des exemples dans les observations 5, 18 et 20.

Cette observation et les réflexions qui la suivent, font sentir l'importance du précepte partout recommandé, et si souvent négligé, 1° d'examiner avec la plus grande attention l'état de l'abdomen et des parties génitales, immédiatement après l'accouchement et la délivrance.

2° D'apporter beaucoup de soin dans la manière d'explorer les parties, lorsqu'il s'agit de constater la présence ou l'absence d'une grossesse fétale utérine; de répéter plusieurs fois l'examen, s'il est nécessaire, avant de prononcer le jugement que l'on doit porter.

3° Cette observation, comme une partie de celles qui la précèdent, démontre l'incertitude qui règne encore sur le diagnostic de certaines affections de l'utérus et de ses annexes.

4° Enfin la nécessité de suspendre l'expression de notre jugement, dans les cas douteux, et d'avoir recours aux lumières d'autrui, lorsque nous trouvons que les nôtres sont insuffisantes.

OPÉRATIONS

Qui ont été pratiquées dans les cas de maladies de l'ovaire.

La chirurgie a essayé divers moyens de guérison dans les cas d'affection des annexes de l'utérus. Dans la maladie que l'on désigne encore aujourd'hui sous le nom d'hydropisie enkistée de l'ovaire, on a d'abord pratiqué la paracentèse comme un moyen certain de vider le kiste. Après la déplétion du kiste, les uns se bornèrent à exercer une forte compression sur l'organe affecté, pour s'opposer à son développement ultérieur; d'autres, dans l'intention d'arriver au même but, firent des injections stimulantes dans la cavité du kyste: mais l'inflammation qui s'en suivit occasiona presque toujours la mort du sujet (Denmann, Monro). D'autres firent une incision sur la tumeur, et en entretinrent l'ouverture au moyen d'une mêche (Houston); avec la canule du trocar (Portal); Ledran, Morand et Delaporte, employèrent des moyens analogues dont plusieurs furent suivis de succès; d'autres encore tentèrent, avec avantage, d'ouvrir la tumeur au moyen de l'application d'un caustique; enfin on osa faire l'extraction totale de l'ovaire.

Cette opération est si hardie, les exemples en sont si rares, si peu connus, que nous croyons bien faire de terminer notre travail sur ce sujet par la traduction d'un article fort curieux, que nous avons extrait de la *Médico-Chirurgical Review*, juin 1826.

LETTRE

Sur un cas d'extirpation de l'ovaire, suivi de succès, adressée à un citoyen de Philadelphie, par Alban G. Smith, D. M. de Danville, dans le Kentucky.

« La dernière fois que je vous écrivis, je vous avais promis de vous envoyer, aussitôt que mes occupations me le permettraient, les détails de l'opération que je fis à l'occasion d'une hydropisie de l'ovaire; vous trouverez ci-joint copie exacte de mon journal.

»Le 15 mai 1823, je fus appelé par une personne du voisinage pour visiter une négresse, qui depuis deux ans avait une tumeur dans l'abdomen, dont le volume continuait d'augmenter, malgré les soins que lui avaient donnés plusieurs gens de l'art.

» Le lendemain que je vis cette femme, je trouvai en effet l'abdomen excessivement développé par la présence de cette tumeur, qui semblait occuper toute la cavité abdominale; elle me parut cependant plus saillante à droite. L'utérus était dans sa situation naturelle. La malade, âgée alors de trente ans, avait eu deux enfans; elle se plaignait d'une douleur gravative toutes les fois qu'elle se tenait debout, et qui augmentait encore à chaque époque menstruelle. Cependant sa santé générale était passable. Comme la mort devenait inévitable si la tumeur continuait d'augmenter de volume, je lui dis que je ne voyais d'autres moyens de la soulager que dans l'extirpation de la tumeur; elle consentit à se laisser opérer.

»Je la mis pendant plusieurs jours à l'usage des apéritifs et des altérans, et le 24 j'entrepris l'opération. Je commençai par faire une incision, que je prolongeai depuis l'ombilic jusqu'à environ un pouce des pubis : parvenu jusqu'au péritoine, j'y fis une incision à y laisser pénétrer d'abord un premier doigt, puis un second ; c'est entre les deux doigts introduits que j'agrandis l'ouverture. La tumeur se montra tout aussitôt revêtue de son enveloppe péritonéale. Considérant l'énorme volume de cette tumeur, je jugeai bien qu'elle ne pourrait passer par l'incision que je venais de pratiquer, et cependant je ne voulais pas l'étendre davantage. Persuadé que cette tumeur contenait un liquide, je l'ouvris au moyen d'un scalpel, et j'en fis sortir plusieurs pintes d'un fluide séreux. La tumeur s'affaissa tellement que ce ne fut pas sans quelques difficultés que je parvins à la dégager par la plaie pratiquée sur l'abdomen. Je vis alors que son adhérence au côté droit de l'utérus, n'avait guère plus d'étendue que la largeur ordinaire du ligament large.

»La tumeur paraissait être formée par le développement de la totalité de l'ovaire. Comme la trompe de Falloppe se prolongeait sur toute l'étendue de la tumeur, j'appliquai sur sa portion adhérente et sur la trompe une ligature de soie blanche ; je la serrai fortement et la nouai ensuite. J'avais conservé assez de longueur aux deux bouts de la ligature pour qu'ils pussent sortir par l'ouverture de la plaie. C'est alors que je séparai la tumeur à trois quarts de pouce de l'endroit où la ligature avait été placée

» Je pratiquai plusieurs points de suture entre-croisés sur les bords extérieurs de la plaie, avec l'intention d'éviter le péritoine. Le pédicule de la tumeur qui portait la ligature passait au-dehors par l'angle inférieur de l'incision; je le fixai dans cette situation, au moyen d'un emplâtre agglutinatif. Après avoir appliqué en travers de l'incision, plusieurs bandes de diachylon gommé, et appliqué un léger bandage de corps, je plaçai la malade dans son lit et lui fis prendre soixante-quinze gouttes de laudanum ou teinture d'opium.

» Cette femme fit aussitôt quelques efforts pour vomir ; je lui ordonnai encore cinquante gouttes de laudanum; une demi-heure après j'en fis injecter *deux cents* gouttes dans le rectum : ce qui ne suffit pas pour calmer l'irritation de l'estomac. J'introduisis dans l'anus un suppositoire chargé de cinq grains d'extrait gommeux d'opium : ce ne fut qu'alors que la malade fut plus calme et qu'elle put jouir d'une heure de sommeil.

» Le soir, je fis faire une forte décoction de sené, de sel de jalap et de semences d'anis, dont elle prit une verrée de deux heures en deux heures, jusqu'au matin.

» Le 25 ; le ventre était libre dans la matinée; mais la malade avait beaucoup souffert depuis minuit : le pouls était à quatre-vingt par minute et régulier.

» Le soir il y eut des vomissemens qui furent calmés par des lavemens anodins.

» Dans la soirée du 25 elle eut plusieurs selles : les nausées reparurent à minuit; le pouls a conservé le même rithme. Le matin les vomissemens existaient encore lors de ma visite : ils furent calmés par les lavemens opiacés.

» Le 26 ; plusieurs selles dans le courant de la journée ; les vomissemens se renouvellent le soir et se calment par les moyens ordinaires ; rien ne pouvait rester dans l'estomac à moins que cet organe ne fût protégé par l'opium.

» Le 27 ; la nuit avait été calme ; le pouls

plein avait cent pulsations. Douleurs dans le ventre et dans les reins; saignée de huit onces. On obtint une évacuation alvine, au moyen d'une once de magnésie; les nausées cessèrent; il s'écoula de la plaie une grande quantité de sérosité.

» Le 28; le pouls est monté à cent vingt; sommeil paisible: saignée de douze onces; sous-muriate d'hydrargire quinze grains, et sulfate de magnésie demi-once; application de deux vésicatoires, un de chaque côté de la plaie; la potion purgative ayant opéré le soir, la malade se trouva beaucoup mieux.

» Le 29; le pouls est à quatre-vingt-dix; la douleur a presque cédé; retour des régles; elles sont plus abondantes qu'à l'ordinaire. On enlève les points de suture. La plaie présente un aspect satisfaisant; lavemens.

» Le 30; beauoup mieux; pouls presque à l'état naturel.

» Le vingt-cinquième jour de l'opération, j'enlevai, fil par fil, la ligature qui était profondément située. Depuis ce temps, la malade va passablement bien; mais aux époques menstruelles elle se plaint de douleurs dans l'abdomen et dans les aines.

» En faisant une incision sur la tumeur, j'avais remarqué que son tissu était en quelque sorte squirrheux, et entre-mêlé d'une quantité considérable de matières osseuses.

» Vous serez sans doute surprisde la grande quantité d'opium que j'administrai pour calmer l'irritation de l'estomac; mais l'expérience m'a appris que ce médicament en petite quantité ne remplissait pas le but que l'on se proposait, et comme il fallait prévenir toute espèce de symptômes inflammatoires, qu'aurait pû déterminer l'action des purgatifs, ils ne purent être retenus dans l'estomac que par ce moyen. »

Cette opération, ajoute le rédacteur, est d'autant plus intéressante qu'elle est spécialement américaine. Nous ne pensons pas qu'elle ait jamais été pratiquée avec succès en Europe; elle fait infiniment d'honneur à la chirurgie du pays.

Chez les anciens, l'extirpation des ovaires paraît avoir été répétée plusieurs fois sur le sujet humain. Gigès et Andramites, tous deux rois de Lydie, sont cités par les écrivains pour s'être rendus coupables de cet outrage envers la nature. Il est probable que ces femmes n'étaient ainsi mutilées que parce qu'on les destinait à remplir les fonctions dont on chargeait ordinairement les eunuques. Cet usage criminel était, dit-on, fort usité en Egypte et chez les Créophages, peuple de l'*Arabie*. Les autorités sur lesquels reposent ces faits historiques, sont Crésydrius, Suidas, Athénéus et Alexander ou Alexandro.

Boërhaave, d'après Wier et de Graaf, cite un cas dans lequel un châtreur irrité de la conduite dissolue de sa fille, lui extirpa les ovaires et parvint ainsi à détruire ses inclinations lascives sans lui causer la mort.

Frankenau est cité pour un exemple dans lequel un ovaire fut enlevé par une plaie pénétrante et dont la malade se rétablit. Percival, Pott et Lassus rapportent des cas dans lesquels un seul ovaire, dans un autre les ovaires de chaque côté, furent extirpés en opérant dans un cas de hernie étranglée. Deneux, dans ses Recherches sur la hernie de l'ovaire, dit aussi qu'il a enlevé la plus grande partie d'un de ces organes, et que la femme s'est rétablie.

Platérus parait être un des premiers qui ait proposé d'extirper l'ovaire pour la guérison des tumeurs de cet organe. Plusieurs écrivains tels que Diemerbroeck, Delaporte et Morand ont traité ce sujet, et quoiqu'il semblerait que leurs opinions aient différé en quelques points, ils s'accordent sur celui-ci : c'est-à-dire que l'opération est impraticable. Les objections de ces premiers écrivains ont cependant moins de poids que celles des derniers. Diemerbroeck oppose les dangers d'ouvrir la cavité abdominale, et la crainte d'une hémorrhagie difficile ou impossible à arrêter à cause des artères spermatiques. Ces objections disparaissent devant les exemples ci-dessus énumérés. Les objections que présente *Sabatier* sont la fréquence des adhérences; l'augmentation de volume des vaisseaux de l'ovaire tuméfié; la difficulté ou l'impossibilité de s'assurer d'une manière positive si c'est réellement l'ovaire qui est le siége de la maladie; la fréquence de l'affection des deux organes à la fois; enfin parce qu'il est fort rare que le chirurgien soit appelé avant que la maladie ait fait des progrès considérables, avant qu'elle présente les plus grandes difficultés, etc.

Malgré ces objections, il est rapporté un exemple par Valentin, tiré de la pratique de

M. Laflize, habile chirurgien de Nantes, dans lequel il fut forcé, je ne sais comment, d'ouvrir l'abdomen pour guérir un abcès qui avait son siége dans le côté. Il fut conduit alors à enlever une tumeur qu'il trouva dans cette cavité. Elle était couverte d'un tissu cutané garni d'une grande quantité de longs cheveux et d'un certain nombre de dents, parmi lesquelles étaient plusieurs molaires. On sait bien que l'on trouve souvent de ces sortes de tumeurs dans les ovaires. C'est d'après cette présomption que l'on suppose que M. Laflise a fait l'extraction de cet organe. Il paraitrait cependant d'après les observations de Ruisch et Baillie que l'on en trouve quelquefois ailleurs. L'auteur de cet article a vu, il y a plusieurs années, chez un membre de la Société, une masse de cette nature, n'ayant point un cuir chevelu distinct, mais contenant beaucoup de cheveux et de dents incisives, irrégulièrement disposées; cette masse avait été séparée d'une autre plus volumineuse qui était contenue dans le rectum d'une fille; la tumeur en contenait plusieurs autres petites qui étaient pédiculées.

Le premier exemple dont on puisse garantir l'authenticité de l'extraction de l'ovaire fut pratiqué par un chirurgien plein de courage, le docteur Éphraïm M' Dowll, de Danville, Kentucky : ce cas se présenta en décembre 1809. La femme était prise de douleurs que deux médecins crûrent être celles de l'enfantement : cependant après un examen par le vagin, le docteur M' Dowell ne découvrit rien dans l'utérus, et il en conclut que la grosseur était déterminée par une affection de l'ovaire. Il pratiqua l'incision dans la direction des muscles droits, à une distance d'environ trois pouces, et lui donna neuf pouces de longueur. La tumeur parut d'abord trop volumineuse pour qu'il fût possible d'en faire l'extraction. On passa une ligature sur la trompe de fallope : ensuite on pratiqua une incision sur la tumeur elle-même, et on en retira environ 15 livres d'une substance gélatineuse d'une couleur terne. On coupa ensuite la trompe de fallope. La tumeur que l'on venait d'extraire et qui était formée par l'ovaire, pesait *sept livres et demie.* Les intestins s'étant échappés à la première incision, étaient restés en dehors de la cavité abdominale jusqu'à ce que la tumeur fût enlevée. On fit coucher la femme sur le ventre pour vider aussi complètement que possible le fluide épanché dans cette cavité. On rapprocha ensuite les bords de la plaie que l'on fixa par un point de suture croisée, et au moyen d'un emplâtre agglutinatif. La ligature de la trompe fut amenée à l'extrémité inférieure de la suture et en dehors. Cinq jours après cette horrible opération, on trouva la malade *occupée à faire son lit*, et vingt-quatre jours plus tard elle revint chez elle, à seize mille de distance, en très-bonne santé.

Dans le cas suivant, la tumeur était fixe et immobile; on l'a trouvée adhérente au fond de l'utérus et de la vessie. Après avoir ouvert l'abdomen, le docteur M'Dowell ne fit qu'une petite incision sur la tumeur, et il en retira une grande quantité de matière gélatineuse et sanguinolente : il referma la plaie extérieure et la femme se rétablit passablement. On sut plus tard par l'auteur de cette opération que la tuméfaction revint graduellement, et que six années après la tumeur était aussi volumineuse qu'auparavant. Cette femme, négresse, fut assez bien dans l'intervalle d'une époque à l'autre de cette opération pour remplir ses devoirs ordinaires.

Dans le troisième cas la tumeur adhérait *au*

côté gauche. Le docteur M'Dowell fit l'incision à partir d'un pouce au-dessous de l'ombilic jusqu'à un pouce au-dessus du pubis; il dirigea l'incision à droite de l'ombilic et à deux pouces au-dessus. Il plaça une ligature sur la trompe comme dans le premier cas, et il retira un ovaire qui pesait *six livres*. Il n'est point fait mention de la manière dont on surmonta les difficultés que présentaient les adhérences; on ferma la plaie comme dans les cas précédens. Cette malade, qui était aussi une négresse, se rétablit en quinze jours; cependant la ligature n'était pas encore tombée cinq semaines après l'opération.

En avril 1817, le docteur M'Dowel enleva chez une autre négresse une tumeur de l'ovaire du poids de quatre livres; l'incision a été pratiquée près de la ligne blanche. La ligature s'échappa de la trompe de fallope après qu'on en eut fait l'incision, parce que cette portion de l'organe était courte et spongieuse. La malade en conséquence perdit une grande quantité de sang. On fut obligé de faire séparément la ligature de chaque artère, mais ces ligatures ne tinrent pas mieux que la première; plusieurs fils même coupèrent le vaisseau sur lequel on les avait appliqués. Enfin après beaucoup de difficultés on parvint à placer une forte ligature autour du mognon restant de la trompe ; on en fit des circulaires sur toute la longueur de ce mognon. Ce moyen réussit enfin, et avec les précautions convenables on ferma la plaie comme il a été dit dans les cas précédens. La malade se rétablit de l'opération ; mais sa santé fut mauvaise : la maladie prit un caractère hystérique.

En avril 1818 le même praticien vit une autre négresse à laquelle il avait déjà fait quatre fois la ponction, et chaque fois il en avait obtenu une grande quantité de fluide gélatineux. S'etant servi de la sonde pour repousser la matière qui se présentait à la canule du trocar, il sentit une substance solide d'un volume considérable. N'ayant découvert du côté du vagin aucune apparence de grossesse, il en conclut qu'il avait à faire à une tumeur de l'ovaire. Il résolut d'en faire l'extraction. Il fit une incision sur le côté gauche ; la tumeur était adhérente par de longues brides aux parties adjacentes. Il s'assura de ces adhérences par autant de ligatures, parce que plusieurs d'entr'elles fournissaient du sang. On pansa la plaie comme il est dit dans les cas précédens : cependant cette femme mourut le troisième jour après avoir souffert de violentes douleurs dans l'abdomen et des vomissemens opiniâtres. On trouva le péritoine considérablement enflammé dans une grande étendue de sa surface.

On découvrit dans cette tumeur un cheveu et un os, ainsi qu'une large perforation, de la grandeur d'une balle de fusil, qui communiquait dans l'abdomen.

Ces cas fort curieux sont dans l'*Electic Repertory*, vol. VII, pag. 242, et vol. IX, p. 546. Il est fort à regretter que les détails sur une opération aussi importante n'aient pas été plus étendus.

En juillet 1821, le docteur Nathan Smith, professeur de médecine et de chirurgie du collége d'Yale, fit l'extirpation de l'ovaire sur une dame de Dermont. La tumeur se faisait remarquer depuis plusieurs années et se présentait sous le volume d'un œuf d'oie. Elle s'ouvrit deux fois du côté de l'abdomen; une fois pendant la grossesse et une autre fois par l'effet d'une chute. Lors de l'opération, la tumeur se présentait sous un gros volume et occupait le côté gauche du ventre; elle était mobile; il s'y faisait sentir de la fluctuation.

On repoussa la tumeur vers le milieu de l'abdomen, et l'on fit une incision d'environ trois pouces de longueur, à partir d'un pouce au dessous de l'ombilic. On n'ouvrit le péritoine qu'après que le sang de la plaie eut cessé de couler. On fit la ponction sur la tumeur et on y introduisit une canule. On en retira huit pintes d'un fluide noirâtre et syrupiforme. On amena ensuite le kyste au dehors, et avec le scalpel on détruisit les adhérences qui le retenaient à l'épiploon. On appliqua des ligatures; on sépara ensuite le ligament et l'ovaire que deux ligatures garantissaient d'effusion de sang. Les adhérences avec les parois de l'abdomen furent disséquées à petits coups de scalpel et avec les doigts: le kyste pesait environ de deux à quatre onces. La plaie fut pansée avec un emplâtre agglutinatif, et l'on fit l'application d'un bandage. Il ne survint aucun symptôme défavorable. Au bout de trois semaines, la malade put s'asseoir et marcher, et elle se rétablit ensuite. —*Edimbourg, med. et surg. Journal* vol. XVIII, p. 53.

Dans le courant de l'année 1825, M. Lizars,

auteur des Planches anatomiques en un vol. petit in-folio , fait l'énumération de quatre exemples de tentatives de cette opération. Dans l'une qui a été publiée précédemment, on avait ouvert l'abdomen et l'on n'avait point trouvé de tumeur : exemple frappant de l'incertitude des jugemens prononcés par plusieurs médecins éminens, appelés en consultation pour cette affection, généralement si difficile et si obscure. La femme se rétablit peu de temps après avoir éprouvé quelques douleurs et des vomissemens.

Dans un second cas la femme fut opérée, l'extraction de l'ovaire fut suivie de succès. La femme se rétablit; cependant l'autre ovaire que l'on avait laissé était malade, et finit par augmenter d'un quart de plus du volume de celui que l'on avait enlevé. Ce qui paraît avoir été occasioné par les adhérences que l'on avait été obligé de détruire, et par la longue durée de l'opération. Dans le troisième cas, l'ovaire affecté fut enlevé entièrement; mais la malade mourut d'une péritonite au bout de 56 heures. La quatrième malade présentait après l'incision faite sur l'abdomen, une grande masse de vaisseaux qui se développaient sur l'épiploon, lesquels allaient se distribuer sur la tumeur. Ces vaisseaux étaient si volumineux et en si grand nombre, que M. Lizard renonça à continuer l'opération. On sut depuis que la malade s'était passablement rétablie de l'incision. Nous tirons cette note du *Journal med. and chirur. of Edimbourg*, juin 1825.

Telle est l'histoire d'une opération pour laquelle en général les opinions des gens de l'art en Angleterre ne sont pas favorables. Dans un numéro de la Revue Médico-Chirurgicale de Johnson, à propos d'un article du savant physiologiste Blondel, qui engageait ses compatriotes à imiter les hommes hardis qui avaient entrepris avec succès cette opération, l'éditeur ou auteur de la *Revue* fait la remarque suivante : « Il nous est impossible de croire » qu'une semblable opération ait jamais été » faite avec succès, et nous ne pensons pas » qu'on puisse jamais l'entreprendre. »

Nous sommes plus crédule que l'auteur de l'article de la Revue Médico-Chirurgicale; non seulement nous croyons que l'opération a été tentée, mais qu'elle a été faite avec succès, parce qu'il est des circonstances qui accompagnent la maladie de l'ovaire, qui permettent de croire à une espèce de guérison. Mais comme ces circonstances favorables ne peuvent guère être connues qu'après avoir commencé l'opération, cette tentative, il faut en convenir, est téméraire, très-hasardeuse, et les succès que l'on en obtient ne sauraient laisser une sécurité durable.

Tous les traités de chirurgie opératoire fourmillent d'exemples de plaies profondes de l'abdomen, avec lésion d'un ou de plusieurs viscères, qui ont été suivies de guérison parfaite. L'incision plus ou moins étendue, pratiquée sur les muscles abdominaux; l'ouverture du péritoine dans le cas des hernies étranglées, sont rarement mortelles; car sur dix cas opérés à notre connaissance par M. Dubois fils, nous n'avons vu succomber que deux sujets chez lesquels l'intestin était gangrené. Dans le cas de symphisotomie où le péritoine est ouvert, la femme survit à l'opération (nous l'avons vu deux fois sur trois). La gastrotomie, la gastro-hystérotomie, opérations dans lesquelles l'abdomen et l'utérus sont ouverts dans une plus ou moins grande étendue, où il est impossible d'empêcher qu'il se fasse un épanchement de sang dans l'abdomen, par l'incision pratiquée sur l'utérus, tissu si éminemment vasculeux dans l'état avancé de la grossesse, et cependant l'opération, dans ces cas, a été suivie de succès assez fréquens pour que les chirurgiens aient été excités à la mettre en pratique.

Mais ce qui met une différence très-grande dans les résultats favorables des plaies pratiquées sur l'abdomen et sur le péritoine, c'est que les cas que nous venons d'énumérer étant pour la plupart accidentels, on peut supposer que la constitution de l'individu n'en a point été altérée; que la femme est saine, et conserve assez de forces pour supporter les chances d'une semblable opération. Mais dans la maladie de l'ovaire, il n'en est pas de même.

L'affection de cet organe, qui ne reconnaît point pour cause une grossesse par erreur de lieu, est presque toujours le résultat d'une affection constitutionnelle, d'une idiopathie scrofuleuse ou cancéreuse. On pourrait presque dire que la maladie de l'ovaire, chez des femmes d'une telle constitution, n'est qu'un symptôme d'une maladie générale de l'individu; il y a donc peu d'espoir de guérison totale.

Il arrive quelquefois que l'ovaire se développe isolément, silencieusement, sans la moindre inflammation apparente; il n'exerce sur les parties qui l'environnent, qu'une compression relative à sa situation et à son volume; il n'a contracté d'adhérences avec aucun des viscères dont il se trouve environné. Dans ce cas, l'on conçoit que l'extraction de la tumeur, lorsqu'elle est faite avec précaution, puisse avoir du succès. Mais ce succès serait sans doute beaucoup plus assuré, si l'on avait à faire à des femmes comme celles qui font le sujet des observations présentes, sur des négresses, qui à force de souffrir dans l'état d'esclavage, ne connaissent plus, ou presque plus, la douleur; chez des femmes pour qui la mort est un bienfait: mais chez nos Européennes, chez celles qui sont parvenues au plus haut degré de civilisation, dont les affections sensitives et intellectuelles sont en général si exaltées, nous doutons que ces opérations réussissent aussi bien que chez ces pauvres misérables, à qui un maître ordonne de se laisser éventrer comme il leur commande de travailler.

COROLLAIRES

Des propositions contenues dans les observations précédentes, et dans les réflexions qui les accompagnent.

1° L'avortement est fort souvent le résultat d'une lésion organique des annexes de l'utérus.

2° Ces lésions se rencontrent plus souvent qu'on ne pense chez de jeunes sujets.

3° Les causes peuvent en être attribuées à une phlegmasie chronique, à une irritation, à la formation de tissus accidentels, qui disposent les parties à une inflammation aiguë.

4° La négligence dans l'observation des préceptes hygiéniques est une source des plus fécondes en résultats de cette nature.

5° Les germes de cette affection se laissent apercevoir chez les jeunes filles faibles, d'un tempérament lymphatique, d'une constitution scrofuleuse, spécialement chez celles qui, dans leur enfance, ont été sujettes aux phlegmasies, aux engorgemens des viscères abdominaux ; chez celles encore pour qui la constipation ou la diarrhée a été long-temps un état habituel, chez celles enfin dont la sclérotique est bleuâtre (1), ou les paupières garnies de longs cils.

6° Chez ces dernières, la menstruation est prématurée, ou s'établit difficilement; les époques sont irrégulières, et l'écoulement sanguin est, ou trop rare, ou trop abondant.

7° Les flueurs blanches, la constipation sont ordinairement causes des maladies des annexes utérines. Mais souvent aussi ces causes deviennent effets, dans beaucoup de cas anormaux de ces organes.

8° Comme les signes rationnels de cette maladie pourraient être confondus avec ceux d'une autre affection, le moyen de reconnaître l'état véritable des parties consiste essentiellement dans l'usage du palper.

9° L'exploration des parties génitales doit être pratiquée avec le plus grand soin, et de manière à s'assurer, en cherchant à déplacer l'utérus avec le doigt, s'il jouit de la *mobilité* qui lui est propre, ou s'il est retenu dans un état de *fixité* plus ou moins prononcé: dans ce

---

(1) Cette remarque nous est propre. Celle qui la suit appartient à M. Guersent, médecin de l'Hôpital des Enfans malades.

dernier cas, si la conception s'opère, l'avortement a lieu.

10° Les adhérences des surfaces péritonéales des organes en contact avec les annexes utérines, avec l'utérus lui-même, ou avec un des points de la cavité pelvienne, deviennent un obstacle au développement ascensionnaire de ces parties. Rarement elles franchissent les bords supérieurs du bassin.

11° Le mariage, que l'on prescrit comme moyen de régulariser le cours des menstrues, produit fort souvent un effet tout contraire; l'acte conjugal provoque le développement de la maladie, ou l'aggrave.

12° Cependant lorsqu'il n'y a d'affecté qu'une trompe, ou qu'un ovaire du même côté, l'utérus chargé du produit de la conception peut se développer encore jusqu'à un certain degré, et quelquefois même jusqu'au terme de la grossesse.

13° Mais lorsque de fortes adhérences, quelle que soit leur nature, de la part des ligamens larges, des trompes ou des ovaires, retiennent l'organe dans une situation fixe, l'utérus ne saurait se développer, et l'avortement a nécessairement lieu.

14° Dans cet état de l'utérus, non-seulement l'avortement s'opère, mais il est pour l'ordinaire accompagné d'accidens très-graves : tels que l'hémorrhagie, la métrite, la péritonite, l'ulcération, quelquefois la gangrène des parties affectées et la mort.

15°. D'autres fois l'ulcération a succédé à l'avortement : ce n'est qu'après que le foyer purulent s'est ouvert un passage par le vagin, par l'anus, ou par un point de la paroi abdominale que la malade a été sauvée du danger imminent dont elle était menacée si l'abcès se fût ouvert dans la cavité du péritoine.

16° Nous avons fait remarquer que, dans l'état de désordre où se trouvaient ces parties, rien ne l'indiquait du côté du vagin. On se tromperait donc grandement si l'on jugeait de la disposition normale de l'utérus et de ses annexes par l'état sain en apparence de l'orifice utéro-vaginal. Souvent l'ulcération de cette partie n'est qu'une conséquence de la disposition morbide des dépendances de l'organe : ce qu'il serait très-important de connaître avant de se déterminer à exciser le col de l'utérus.

17° Quand au contraire la maladie des annexes de l'utérus a pris naissance à l'intérieur même, soit de l'ovaire ou de la trompe, le travail morbifique s'opère *de dedans en dehors;* la maladie est isolée; elle ne se communique point aux parties contiguës; les sécrétions puriformes et certaines concrétions s'opèrent à l'intérieur de la partie affectée; les tissus de ces parois s'épaississent, se fibrifient en quelque sorte pour favoriser l'accumulation énorme de matières séreuses, sanguinolentes, gélatineuses, suiffeuses, pileuses, osseuses, etc., comme nous en avons rapporté des exemples.

18° Dans l'origine de la maladie, l'ovaire n'ayant point contracté d'adhérences avec aucun des organes dont il était environné, s'est développé librement du côté de l'abdomen, dont il occupe souvent la plus grande partie de la cavité. L'utérus, dans ce cas, conserve sa situation, son volume naturel : quelquefois aussi c'est aux dépens de ce viscère, que l'on trouve atrophié, que les ovaires ou les trompes ont augmenté de volume.

19° Lorsque la trompe ou l'ovaire n'a point contracté d'adhérences avec les parties adjacentes, les accidens qui accompagnent cet état sont rarement graves; ils sont relatifs au degré de compression qu'exerce l'organe affecté sur ceux avec lesquels il se trouve en rapport. C'est ce qui arrive, lorsqu'au lieu de franchir le détroit abdominal, la tumeur reste dans l'excavation du bassin et s'y développe ; ou bien lorsqu'elle occupe toute la cavité abdominale, où elle a pu s'étendre librement, elle refoule les poumons dans le sommet du thorax : la malade est menacée de suffocation; ou bien encore l'inflammation s'empare de la portion de péritoine qui recouvre la tumeur, la maladie alors se complique d'une ascite.

20° L'hydropisie enkystée de l'ovaire ne devient sérieusement dangereuse que lorsque le kyste a acquis un volume très-considérable. Indépendamment des dangers qu'occasione la compression qu'il exerce, la nature s'épuise à alimenter ces sécrétions anormales si rapides et si prodigieusement abondantes. Les fluides de tous genres désertent les vaisseaux des autres organes pour accourir se précipiter dans ce gouffre de nouvelle formation. Toutes les fonctions naturelles sont languissantes ou suspendues, et la malade succombe plutôt à un état d'épuisement qu'à la douleur.

21° Nous avons rappelé ce que nous avions dit ailleurs, que le développement de l'ovaire et celui de la trompe s'opère, comme celui de l'utérus, dans l'état de grossesse, c'est-à-dire de bas en haut; de même, l'ombilic remonte vers les régions moyennes de l'abdomen, au lieu de descendre vers les pubis comme dans les cas des tumeurs des autres organes abdominaux, et comme dans l'ascite, où l'épanchement se fait dans la cavité du péritoine.

22° Plusieurs des faits que nous avons rapportés offrent encore quelque espérance de salut dans le traitement de ces maladies. L'art aura beaucoup fait s'il peut prévenir ces cas malheureux; il aura encore été très-utile à l'humanité s'il parvient à différer l'événement funeste qui termine ordinairement les lésions des organes génitaux internes, si fréquentes aujourd'hui chez les femmes de tous les âges!

MÉMOIRE

SUR

L'INTRO-PELVIMÈTRE *,

OU

MENSURATEUR INTERNE DU BASSIN ;

COURONNÉ PAR LA SOCIÉTÉ ROYALE DE MÉDECINE DE BORDEAUX.

PAR Mme Ve BOIVIN.

« Il est temps d'écouter la voix de l'expé-
» rience, dit *Asdrubali* en parlant des vices de
» conformation du bassin (2); il est temps de
» convenir avec ce grand maître que, malgré
» les efforts des accoucheurs modernes, ce mal-
» heureux sujet réclame encore de nouvelles

---

* Mot qui est composé de deux mots latins, *intro*, dedans; *pelvis*, bassin, et du mot grec μετρον, mesure : mesure pour l'intérieur du bassin.

(2) *Trattato generale di Ostetricia di Fr. Asdrubali, sec. ediz, Roma*, tom. I., pag. 66, § 51.

» lumières pour éviter les funestes erreurs où
» nous conduit trop souvent le mode employé
» jusqu'à ce jour dans l'examen du bassin vicié
» à l'intérieur. »

En effet, quoiqu'il ait été reconnu depuis la plus haute antiquité que les difformités du bassin chez la femme opposent quelquefois des difficultés insurmontables à l'accouchement par les voies naturelles, la *Pelvimétrie* ou l'art de mesurer le bassin, ne remonte guère au delà d'une quarantaine d'années. Avant *Coutouly* et *Baudelocque,* les premiers qui aient fait l'application d'un instrument, la main était le seul pelvimètre dont on se fût servi pour reconnaître la nature et l'étendue de l'obstacle qui gênait ou interceptait la marche du travail.

Les instrumens des deux auteurs cités ont été modifiés ou imités en Allemagne, en Angleterre eet n Italie; on en a même imaginé d'autres qui, s'ils présentent en certains cas quelques avantages, laissent tous de l'incertitude dans les résultats que donne leur application.

Quand on considère la forme de ces instrumens, la disposition des parties sur lesquelles on se propose de les faire agir, les différentes circonstances où l'on a tenté d'en faire usage, on ne sera point étonné de l'oubli dans lequel ils sont tombés.

L'observation a démontré que c'est le diamètre sacro-pubien qui se trouve le plus communément altéré dans sa forme et dans ses dimensions. C'est aussi sur ces deux points opposés du bassin (l'angle sacro-vertébral et la symphise des pubis) que l'on a fait l'application d'un appareil mensurateur. Les uns se sont bornés à mesurer le bassin à l'extérieur, les autres à l'intérieur, du côté du vagin.

Examinons d'abord l'instrument de *Coutouly*. Nous prendrons la description qu'en a donnée M. le professeur *Desormeaux*, et nous verrons en même temps quelle est l'opinion d'un si bon juge en cette matière :

« Le pelvimètre de *Coutouly*, qui a joui
» d'une grande réputation, est une imitation
» d'un instrument dont se servent les cordon-
» niers pour mesurer la longueur du pied. Cet
» instrument est destiné à être introduit dans
» le vagin; il est formé de deux règles de fer
» qui glissent l'une sur l'autre, et portent cha-
» cune à leurs extrémités une petite plaque
» fixée à angle droit. En faisant glisser l'une

» sur l'autre ces deux règles, les deux plaques
» s'éloignent, et l'une d'elles doit se fixer sur
» l'angle sacro-vertébral, tandis que l'autre se
» portera derrière la symphise des pubis. Une
» échelle tracée sur l'une des deux règles indi-
» que le degré d'éloignement des plaques, et
» donne par cela même la mesure du diamètre
» antéro-postérieur. Outre les inconvéniens
» que l'on a reprochés à cet instrument, et qui
» consistent dans les difficultés que son appli-
» cation éprouve à cause de la sensibilité et de
» la résistance des parois du vagin, ainsi que
» la saillie que le col de l'utérus forme au dé-
» troit supérieur, il en est un auquel on n'a
» pas songé, et qui rend cet instrument inap-
» plicable à la plupart des cas pour lesquels il
» est destiné; c'est qu'en raison de l'obliquité
» qu'il faut lui donner, l'angle formé par la
» réunion de la plaque postérieure avec la pla-
» que qui la supporte, appuie contre la face
» du sacrum, et la plaque reste plus ou moins
» éloignée de l'angle sacro-vertébral (1). »

---

(1) Voyez, pour la figure de l'instrument, *Mémoires et Observations sur divers sujets relatifs à l'art des*

Le grand pelvimètre de Stein, espèce de pinces à anneaux, dont les branches sont légèrement recourbées en forme de bec, présente les mêmes vices dans sa confection, et dans son application les mêmes inconvéniens (1).

On ne saurait donc avoir recours à aucun de ces instrumens pour mesurer le bassin à l'intérieur, du côté du vagin, surtout chez une jeune femme qui, frappée de quelques difformités de la taille, voudrait prendre l'avis d'une personne de l'art pour savoir si elle peut devenir mère sans risquer sa vie et celle de son enfant. Comment, en effet, pourrait-on tenter d'appliquer ici un instrument dont le développement intérieur doit produire un écartement brusque de plusieurs pouces des parois du vagin? Ne serait-ce pas vouloir exposer le sujet aux douleurs atroces qui accompagneraient la dilacéra-

---

accouchemens, par COUTOULY. — Paris ; et dans le Recueil des Mémoires de chirurgie. — Pour l'article cité, voir le Nouveau Dictionnaire de médecine, article *Pelvimètre*, tom. XVI, pag. 248, fig., *Desormeaux*.

(1) L'Art d'accoucher, de *Stein*, traduit de l'Allemand par *Briot*, 2e vol. planche IX.

tion possible de l'orifice et de la paroi postérieure du tube vaginal?

Sans doute que chez une jeune fille on pourrait, sans craindre de trop altérer l'intégrité des parties, introduire dans le vagin le pelvimètre à crémaillere de *Stein*; celui d'*Aitken*, qui n'est qu'une sonde de femme graduée sur un de ses côtés, ou le pelvimètre *digital* d'*Asdrubali*, espèce de doigtier ou cône allongé, également gradué sur une de ses faces. Mais, quelqu'ingénieux que soit l'instrument appliqué du côté du vagin chez une femme non enceinte, il rencontrera toujours une barrière infranchissable pour arriver à la saillie sacro-vertébrale; c'est, comme on l'a déjà fait remarquer, la présence de l'utérus, la projection de son col, la paroi postérieure du vagin. Il semble que les inventeurs des instrumens que nous venons d'examiner aient entièrement oublié l'existence et la disposition de ces organes dans le bassin : on dirait qu'ils n'ont jamais vu cette cavité osseuse que dans le squelette, tant sont mal adaptés aux parties les instrumens qu'ils nous ont laissés pour en mesurer les dimensions.

Les instrumens de *Stein*, d'*Aitken* et d'*Asdrubali* présentent-ils plus d'avantages chez la femme enceinte et en travail? L'introduction de ces instrumens offre, il est vrai, moins de difficulté dans la circonstance actuelle, parce qu'alors le vagin est souple, plus ou moins allongé, et susceptible de se prêter à une extension mécanique d'une certaine durée. Cependant, comme la forme des instrumens connus jusqu'à présent n'est point en rapport avec les courbures et les dimensions du bassin, ni avec la disposition des parties situées dans cette cavité osseuse, ils ne sauraient donner de résultats positifs, comme l'ont fort judicieusement remarqué les plus habiles praticiens.

Mais si les pelvimètres *rectilignes* des auteurs que nous venons de citer, peuvent être appliqués sans inconvéniens, s'en suit-il pour cela qu'ils présentent plus d'avantages que le doigt indicateur bien exercé à l'exploration de ces parties? Cette proposition est encore l'objet de controverses.

Supposons que le travail de l'accouchement soit établi, depuis un certain temps, chez une femme difforme; que la tête du fœtus ou une forte tumeur du cuir chevelu soit engagée dans le détroit supérieur; comment parviendra-t-on à l'angle sacro-vertébral avec aucun des pelvimètres en question? Le doigt, l'introduction même de la main entière n'offrirait, dans ces dernières circonstances, que des résultats ou douteux ou tout à fait nuls, puisqu'il serait impossible, de cette manière, d'atteindre à l'angle sacro-vertébral, audevant duquel se trouverait la partie engagée. Ces moyens ne sauraient même être tentés dans le cas où le tronc de l'enfant occuperait entièrement l'excavation du bassin, soit qu'il eût présenté le siége ou les pieds, ou qu'il eût été amené dans cette situation, par suite de l'extraction, par ces extrémités. Nous ferons voir bientôt que toutes ces difficultés pourraient disparaître avec le Pelvimètre que nous proposons.

Le doigt n'est donc pas, comme l'assurent la plupart des praticiens, le meilleur pelvimètre possible; car si, comme ils le disent, *lui seul sent et peut rendre compte de ce qu'il a rencontré dans l'intérieur du bassin*, ils conviendront aussi que cet instrument (le doigt) ne peut pas toujours découvrir ce qui se passe dans le bassin, et que, par conséquent, il ne peut rendre compte de ce qu'il n'a point touché; et c'est ce qui arrive très-souvent. Pour qui veut prendre la peine de réfléchir, il est évident que le doigt est un instrument trop varié dans ses dimensions pour être d'un égal avantage pour tous ceux qui en font l'application dans le cas qui nous occupe. Chez les personnes qui ont la main courte et grasse, l'index, isolé des autres doigts fléchis de la même main, n'atteint tout au plus qu'à deux pouces de distance de l'entrée du vagin ou du bord inférieur de la symphise des pubis; mais ne s'en faudrait-il que d'*une seule ligne* pour atteindre à la base du sacrum, c'est comme s'il s'en fallait de *trente*, puisque l'œil ne saurait ici remplir l'intervalle par approximation, comme il arrive lorsqu'on mesure l'étendue d'un corps à découvert. Aussi, ceux qui admettent que le détroit antéro-postérieur du bassin a les dimensions requises toutes les fois qu'on ne peut atteindre à la saillie sacro-vertébrale, s'exposent à tomber dans ces fâcheuses méprises dont plusieurs fois nous avons été témoin. Quelques faits que nous avons eu l'occasion d'observer sur ce sujet, trouveront leur place ailleurs.

Ceux qui ne veulent reconnaître d'autre Pelvimètre que le doigt ou la main, procèdent de la manière suivante pour mesurer l'étendue du diamètre antéro-postérieur. Le doigt indicateur introduit dans le vagin, va appuyer son extrémité sur l'angle sacro-vertébral ; en même temps on relève le poignet de manière à ce que la face radiale de ce doigt touche au bord inférieur de la symphise des pubis. Avec un doigt de l'autre main on marque l'endroit en contact avec le bord inférieur de la symphise. Pour avoir la longueur du diamètre, on mesure l'espace qui se trouve entre le bout du doigt et le point du poignet qui appuyait sous le bord inférieur de la symphise pubienne.

Mais, comme la ligne qui s'étend de l'angle sacro-vertébral, au bord inférieur de la symphise des pubis, est plus longue que celle qui s'étend du même point du sacrum au bord sus-pubien de la même symphise, il faut donc, pour obtenir un résultat précis, faire une déduction sur la longueur de cette ligne inclinée. Et combien déduira-t-on? Baudelocque dit *un demi-pouce;* Alphonse Leroy voulait que la déduction ne fût que de *trois lignes :* auquel des deux faut-il s'en rapporter? Ces deux professeurs pouvaient bien, selon les circonstances, avoir raison l'un et l'autre. En effet, le bord inférieur de la symphise des pubis d'un bassin difforme ne peut-il pas se trouver plus ou moins épais sur des sujets différens? La mesure prise avec le doigt n'étant marquée sur son bord radial qu'à *l'extérieur* de la symphise, la différence d'épaisseur de cette symphise doit, nécessairement, apporter des différences dans la longueur du diamètre, et dans la déduction que l'on doit en faire.

Cette objection n'est pas la seule que l'on puisse opposer à ce mode de mensuration : les difformités du bassin ne consistent pas seulement dans le rapprochement entr'elles de ses parois antero-postérieures; la symphise des pubis peut avoir acquis plus de longueur, être beaucoup plus basse, et donner par conséquent au diamètre sacro-pubien une étendue plus grande qu'il ne l'a réellement. La symphise elle-même, peut être plus ou moins deviée de la ligne médiane du corps, comme nous l'avons vu dans un cas qui nécessitait la symphisotomie, où l'on a scié un des pubis croyant avoir à faire à une symphise ossifiée, et qui n'était que déjetée d'environ dix lignes. L'angle sacro-vertébral, plus incliné d'un côté du bassin, apporte également une différence dans les résultats de l'examen manuel ordinaire.

Tous les praticiens conviendront donc avec

nous que le doigt, comme instrument métrique du bassin, est le plus souvent insuffisant, et que l'on ne doit tenter d'introduire la main entière dans le vagin que pendant le travail de l'accouchement.

Le compas d'épaisseur de Baudelocque est le même que celui dont on se servait depuis longtemps dans divers ateliers, où l'on fabrique des objets ou des vases de formes arrondies. Ce compas, cintré et boutonné à ses deux extrémités, s'applique à l'extérieur du bassin. Lorsqu'on veut connaître l'étendue du détroit abdominal, on mesure avec ce compas la distance qui se trouve entre une épine antérieure et supérieure de chaque os des iles. Pour connaître les dimensions du détroit abdominal dans son diamètre sacro-pubien, on applique une des branches du compas au dessous de l'apophise épineuse de la dernière vertèbre des lombes, et l'autre sur la région des pubis : un quart de cercle gradué indique l'étendue de ce diamètre.

« Moins imparfait que tous ceux qui existent, dit le professeur Desormeaux déjà cité, » cet instrument n'offre pas le degré de certitude que son auteur s'en est promis. » En effet, pour obtenir le degré d'étendue du diamètre sacro-pubien (l'instrument placé comme nous l'avons dit précédemment), M. Baudelocque déduit trois pouces pour l'épaisseur des os et des tégumens de cette région du bassin; deux pouces et demi pour la base du sacrum, et six lignes pour l'épaisseur des pubis.

En insistant davantage sur ses expériences, M. Baudelocque aurait reconnu que les os et les tissus sous-cutanés des régions sacrée et pubienne présentent des variétés dans leur épaisseur, qui ne permettent point d'admettre cette déduction rigoureuse de trois pouces, établie par ce célèbre professeur. On sait bien, comme quelques-uns l'ont fait remarquer, que l'embonpoint chez les rachitiques n'est jamais très-considérable; mais cependant le système musculaire est souvent plus prononcé, le tissu cellulaire plus abondant chez un sujet que chez un autre; et nous avons vu chez plusieurs femmes qui présentaient des exostoses en divers points de la cavité osseuse, qu'une affection de cette nature pouvait s'accompagner d'un certain degré d'obésité (1). Ce serait d'ail-

---

(1) Voyez, dans notre *Mémorial*, les figures qui représentent le simple trait des bassins viciés à l'intérieur.

leurs se mettre en opposition formelle avec les faits, que d'avancer que le rachitisme ne produit jamais sur le bassin de développemens au delà d'une dimension donnée.

Nous avons eu occasion de mesurer un grand nombre de bassins viciés de différentes manières et à différens degrés, qui présentaient dans l'épaisseur des parois en question, depuis *quatre* jusqu'à *douze* lignes en plus ou en moins des trois pouces assignés par Baudelocque. Tantôt c'était sur les pubis, tantôt c'était sur la base du sacrum; d'autres fois c'était sur ces deux pièces osseuses, en même temps, que se faisait remarquer la différence d'épaisseur. D'autres fois encore c'était la direction oblique de l'angle sacro-vertébral qui avait donné lieu à l'erreur de diagnostic, donnée pendant la vie du sujet. Sur plus de cent bassins bien conformés, recouverts de tous leurs tissus, que la maladie n'avait point eu le temps d'altérer, nous avons remarqué des différences non moins considérables sur le volume et l'épaisseur des parties qui forment le diamètre antero-postérieur du détroit abdominal.

La nature saine suit une marche régulière dans le mode de développement de nos corps, et des parties qui le composent; mais elle n'a point assigné de bornes précises à leur étendue. Aussi généralement le bassin est d'un volume, d'une capacité et d'une étendue relatifs au volume et à l'étendue des os des autres parties du corps. Comment les nécroses, les affections morbides qui s'emparent de tous nos tissus, pourraient-elles déterminer, mathématiquement, le volume qu'elles doivent acquérir, et l'espace qu'elles pourraient occuper?

La mensuration au moyen du compas d'épaisseur *seulement*, ne saurait donc indiquer d'une manière bien exacte l'épaisseur des tissus qui forment, par leurs rapports respectifs, le diamètre sacro-pubien, et encore moins accuser l'état intérieur de la cavité pelvienne. On voit encore assez souvent le bassin présenter à l'extérieur tous les caractères d'une parfaite conformation, et en même temps cacher une exostose, une tumeur steatomateuse, qui occupent une portion plus ou moins étendue des détroits ou de l'excavation de cette zone pelvienne: disposition qui devient cause d'accouchemens longs, difficiles et quelquefois impossibles, comme nous en avons rencontré plusieurs cas, et comme on en trouve un certain nombre d'exemples consignés dans les traités sur les accouchemens.

Dans le coup d'œil rapide que nous venons de jeter sur les instrumens inventés pour mesurer le bassin nous avons fait remarquer en quoi consistent leurs défauts, quels sont les obstacles qui s'opposent à l'application intérieure des pelvimètres de *Coutouly* et de *Stein*, et nous croyons avoir démontré l'insuffisance des instrumens métriques de *Baudelocque*, d'*Aaitken* et d'*Asdrubali*.

Ce n'est pas à nous de dire si nous avons fait mieux que les auteurs cités ; mais nous avons fait autrement. Nous n'avons point essayé de vaincre des difficultés invincibles qui se présentent du côté du vagin pour mesurer, par cette voie, l'étendue du détroit supérieur dans la plupart des cas qui exigent des connaissances aussi exactes que possibles sur ce point important; mais nous avons cherché à *éluder* ces obstacles, à les *éviter*, en donnant à l'instrument que nous proposons pour remplacer les autres, 1° une forme et un développement tels qu'il puisse s'adapter à la forme et aux dimensions des parties génitales tant internes qu'externes, molles ou osseuses; 2° en faisant l'application de cet instrument de *manière* à n'occasioner aucun inconvénient, aucune douleur dans les diverses circonstances qui pourraient en réclamer l'emploi; 3° à n'intéresser en rien l'intégrité des parties chez la jeune fille; 4° Nous avons cherché à obtenir des résultats d'une exactitude rigoureuse, non seulement dans la mensuration du détroit abdominal, mais encore dans les diamètres correspondans du détroit inférieur (coxo-sous-pubien) et dans *l'un* des diamètres obliques de l'un et de l'autre détroit; 5° nous avons donné à notre instrument une disposition propre à le faire servir de *pelvimètre interne* et de *compas d'épaisseur* pour mesurer le bassin extérieurement. Cet instrument, lorsqu'il est démonté, n'occupe pas plus de place que deux sondes de gomme élastique d'un pied de longueur; il est fort léger et peut facilement se mettre dans la poche de côté d'un habit ou d'une redingotte.

DESCRIPTION DE L'INTRO-PELVIMÈTRE ET DU COMPAS D'ÉPAISSEUR.

Cet instrument, en acier poli, est composé de trois pièces principales : deux grandes, de *douze* pouces de longueur avec leurs courbures, et une petite de *sept* pouces y compris son manche. Avec ces trois pièces nous en composons deux instrumens distincts et séparés qui forment un appareil complet de mensuration du bassin, 1° l'un, à deux tiges recourbées vers leurs tiers inférieur; elles sont égales pour la longueur, le volume, et ne diffèrent, pour la forme, que dans leurs extrémités supérieures. Elles représentent le pelvimètre externe ou compas d'épaisseur (*Voy. fig.* Iere). Avec la branche B B-E, graduée sur une de ses faces, et la troisième pièce, nous en composons le pelvimètre intérieur ou l'*intro-pelvimètre* (*Voy. fig.* 3. 4 et 5).

COMPAS D'ÉPAISSEUR.

Cet instrument, comme nous venons de le dire, est composé de deux pièces qui se réunissent et se séparent à volonté pas leurs extrémités droites ou supérieures. L'une, porte une boîte destinée à recevoir l'extrémité de l'autre branche. Cette boîte ou mortaise est surmontée d'une vis de pression qui sert à maintenir en place la branche qu'elle reçoit; de sorte que les deux jambes du compas peuvent être séparées l'une de l'autre au besoin. On s'en sert de la même manière que de celui de Baudelocque pour mesurer le bassin à l'extérieur.

INTRO-PELVIMÈTRE.

C'est de la branche graduée sur sa longueur que nous nous servons pour en former, avec l'autre petite pièce, l'instrument que nous proposons pour mesurer le bassin à l'intérieur. Comme c'est dans le *rectum* que nous introduisons cette branche nous lui avons donné le nom de *rectale*. La jumelle, à tête mobile, qui porte le quart de cercle ou rapporteur, nous l'avons appelée *branche du rapporteur* (*Voy. la pl.*, *fig.* Iere ABD).

La troisième pièce, la plus courte, recourbée sur deux sens opposés, présente au milieu de sa courbure une entaille destinée à recevoir la branche rectale sur laquelle on la fait glisser selon le besoin que l'on a de l'éloigner ou de la rapprocher du centre de cette branche. Elle se trouve fixée dans sa position par la pièce à recouvrement qu'elle porte sur le côté et par la vis de pression qui termine le manche (*Voy*.

la figure 5). Cette petite branche a deux extrêmités; l'une façonnée en bec de cane et l'autre, qui sert de manche, est terminée en trèfle. L'extrémité en bec de cane étant celle qui doit être introduite dans le vagin, nous l'avons désignée sous le nom de branche *vaginale*. (*Voyez pour plus de détails l'explication de la planche.*)

MANIÈRE D'APPLIQUER L'INTRO-PELVIMÈTRE.

Après avoir eu l'attention de débarrasser totalement le rectum avec un lavement légérement purgatif ou au moyen d'une douche ascendante, on fait coucher la personne à examiner, comme dans le cas où il s'agit d'appliquer le forceps : elle doit être couchée à plat sur le devant d'un lit, les cuisses écartées l'une de l'autre et le siége plus élevé que la poitrine. On prend la branche rectale BB de la main gauche ; on en incline le manche G du côté de l'aine droite de la femme et on présente à l'anus l'extrémité arrondie E de cette branche. On introduit d'abord à l'entrée de l'anus le bout de l'index de la main droite et on glisse sur ce doigt l'extrémité de l'instrument que l'on aura enduit de beurre ou de cérat. Il arrive assez souvent qu'une contraction spasmodique s'empare de l'anus au moment où l'on se propose de faire l'application de cette branche de l'instrument; mais une fois qu'elle a franchi le sphincter on abaisse le manche que l'on ramène de droite en devant de la femme dans la direction de la ligne médiane de la vulve. On pousse alors l'instrument de bas en haut, dans la même direction, selon l'axe du détroit inférieur du bassin.

Les parois molles du rectum, l'excessive ampleur de cet intestin chez la plupart des femmes rendent cette manœuvre extrêmement facile. Cependant, il faut toujours avoir l'attention de diriger la branche *rectale* avec lenteur et ménagement afin de pouvoir apprécier la nature, l'étendue et le siége de l'obstacle qui pourrait nuire à l'accouchement (1).

Comme il arrive quelquefois que l'intestin

---

(1) On fera bien de s'exercer sur le cadavre pour acquérir de l'adresse à manier cet instrument : comme l'application n'en est point douloureuse, on peut faire naître l'occasion de l'appliquer sur le sujet vivant sous un prétexte quelconque.

rectum est situé à droite sur les sujets bien conformés il se pourrait que cette disposition se rencontrât sur un bassin difforme, et que cette difformité même eût contribué, par sa nature, au changement de direction de l'intestin. Il sera donc très-prudent avant d'avoir recours aux moyens de déplétion du rectum de s'assurer du côté du vagin, à travers la paroi postérieure de ce canal, si c'est à droite ou à gauche qu'est situé l'intestin; car s'il descendait à droite de l'angle sacro-vertébral on aurait l'attention de diriger l'instrument de côté où se trouverait situé ce canal, c'est-à-dire de gauche à droite de la femme au lieu de droite à gauche comme nous l'avons recommandé pour les cas ordinaires.

Dans le cours de nos expériences nous avons rencontré un rétrécissement contre nature du rectum par suite de l'épaississement de ses propres parois. Son diamètre avait tout au plus *huit* lignes. Dans un autre cas nous fûmes arrêtés par une tumeur volumineuse qui avait son siége dans le tissu recto-périnéal. Ce qui fut complètement constaté à l'ouverture du cadavre faite en notre présence, par M. Larcher, élève distingué de la maison de santé.

Mais revenons à la branche de l'instrument que nous avons laissée dans le rectum.

On fait tenir, ou on soutient d'une main le manche de la branche rectale pour la conserver en rapport avec l'angle sacro-vertébral sur lequel elle doit être appuyée, et on s'occupe de l'autre main de l'introduction de la branche vaginale. Cette branche s'introduit dans le vagin et à droite de la branche rectale de manière que celle-ci puisse être reçue dans l'entaille pratiquée au centre de la branche vaginale.

Lorsque les deux branches sont introduites on s'assure de nouveau de la situation où se trouve la branche rectale, en la poussant de bas en haut, dans la direction de l'angle sacro-vertébral, où l'extrémité de l'instrument doit trouver son point d'appui. On place la branche vaginale derrière le pubis et on l'y maintient en donnant un tour de la vis de pression qui surmonte le manche ; il suffit pour cela de tourner le manche de gauche à droite. Puis on abaisse la pièce de recouvrement qui concourt à maintenir l'appareil au degré d'écartement où on l'a amené.

On consulte alors l'échelle graduée tracée

sur la longueur de la branche rectale : elle donne la mesure du diamètre sans qu'il soit besoin de faire la moindre déduction.

Lorsqu'on voudra connaître les dimensions d'un des diamètres obliques, nous supposons l'instrument placé comme il vient d'être dit plus haut, on inclinera le manche de la branche rectale vers la cuisse droite de la femme ; la courbure de cette branche sera située au devant de la symphise sacro-iliaque gauche et la branche vaginale derrière le pubis droit. Mais il est important de s'assurer de nouveau si les branches cachées ont un point d'appui sur la paroi du bassin avec laquelle elles se trouvent en rapport : c'est ce que l'on saura en éloignant l'une de l'autre ces deux branches de l'instrument autant que la conformation du bassin pourra le permettre.

Veut-on connaître ensuite le diamètre coxo-pubien ? il suffit de retirer l'instrument tout articulé de manière à replacer la branche rectale dans la ligne médiane du sacrum. Lorsque l'extrémité de la branche rectale appuie sur le coccix (ce dont on peut s'assurer au moyen d'un doigt placé à l'extérieur sur la région coxale du bassin), on écarte l'une de l'autre les deux branches, et après les avoir amenées à leur plus haut degré d'écartement dans la position où elles se trouvent, on consulte l'échelle graduée pour savoir ce qu'elle donne d'étendue au diamètre coxo-pubien.

On a dû voir par ces manœuvres, beaucoup plus promptes à exécuter qu'à décrire, que cet instrument peut s'appliquer également bien sur une jeune fille comme sur une femme mariée, enceinte et en travail pour accoucher, puisque la branche la plus longue, la plus cintrée n'agit, dans tous ces cas, que dans le rectum, derrière le vagin et l'utérus. La branche vagino-pubienne, d'ailleurs fort courte, très-mince et assez étroite pour pénétrer dans l'orifice du vagin, lors même qu'il serait encore pourvu de la membrane hymen, ne saurait occasioner de douleurs par son introduction dans ce canal.

Mais notre *intro-pelvimètre* sera d'une application très-facile *du côté du vagin* dans les cas de grossesse avancée où ce canal est très-mou, très allongé et même dans tous les cas où la partie que l'enfant présente est tout-à-fait au dessus du détroit supérieur; dans le cas enfin où l'excavation est totalement libre on obtient, d'une manière assurée, le degré d'étendue, non-seulement du diamètre sacro-pubien, mais celui des autres diamètres soit obliques ou directs de cette cavité osseuse.

« Le point essentiel, dit le professeur *Ca-*
« *puron*, est de déterminer le rapport du bas-
« sin avec la tête de l'enfant : or, comment,
« ajoute-t-il, évaluer la mesure de ces deux
« termes de comparaison ? » La question n'est sans doute pas facile à résoudre : cependant l'instrument que nous proposons, appliqué selon notre méthode, ne pourrait-il pas en quelques circonstances, servir de cephalomètre (1) lorsque le fœtus présente la tête ? Nous supposons que la région qui se présente de la tête aurait été reconnue. Comme on peut faire parcourir la branche rectale sur la moitié de la cavité gauche du bassin, lorsqu'elle est introduite dans le rectum, on est à peu près certain d'obtenir sur cette portion de la cavité pelvienne toutes les données possibles sur son état, sur ses dimensions et sur l'étendue des corps que peuvent saisir entre elles les deux

(1) De κεφαλη, tête, et μετρον, mesure ; mesure de la tête.

branches de l'instrument. En lui faisant subir quelques modifications cet instrument pourrait être appliqué aussi du côté du vagin pour servir, pendant le travail de l'accouchement, à mesurer la tête du fœtus.

Mais tel qu'il est aujourd'hui, et appliqué d'après notre méthode (la branche rectale dans le rectum), cet instrument peut être très-utile dans certains cas d'affection de l'utérus ou de l'une de ses annexes. C'est ainsi qu'en rapprochant les deux branches de l'instrument, après leur application, on pourrait embrasser comme entre deux pinces, l'utérus ou une tumeur quelconque qui se trouverait située dans le vagin ou dans l'épaisseur du tissu recto-vaginal.

Cette connaissance sur le volume du corps de l'utérus ne serait pas sans importance dans les cas où le col de l'organe est affecté de manière à encourager un opérateur à en faire l'excision, car une opération de cette nature ne peut promettre de succès qu'autant que le corps de l'organe et ses annexes sont à l'état normal. L'on conviendra, qu'en pareil cas, on se fie un peu trop au hasard, aujourd'hui surtout que ce genre d'opération se repète fréquemment chez nous et spécialement dans la capitale.

Dans le cas de rétroversion de l'utérus, l'application de la branche rectale serait d'un grand secours pour aider à restituer le fond de ce viscère à sa position naturelle. Les moyens proposés jusqu'à présent pour faciliter cette opération ayant presque toujours été infructueux.

Entre les mains du lithotomiste cet instrument ne pourrait-il pas servir à faire apprécier le volume d'une pierre située dans la vessie ? La branche rectale serait introduite dans le rectum et on appliquerait la branche vaginale sur les pubis, chez l'homme, et on ferait la déduction de quatre lignes pour l'épaisseur de cette région du Bassin. On pourrait encore donner à cette dernière branche de notre instrument (la vaginale) la forme et le volume qu'il conviendrait pour l'introduire dans l'urètre et pour la fixer à la branche rectale afin d'en obtenir les résultats désirés. Nous savons bien que cet instrument ne saurait entrer en comparaison avec le *lithomètre* contenu dans l'ingénieux appareil pour briser la pierre dans la vessie. Nous n'en parlons que comme d'un moyen qui pourrait être utile faute d'un autre mieux approprié au cas en question.

Puisse notre *double pelvimètre* servir à éviter les erreurs de diagnostic si souvent funestes pour la mère et l'enfant dans l'exploration du bassin vicié à l'intérieur ! Nous serions amplement récompensée s'il pouvait arracher une seule mère , un seul enfant aux dangers d'une opération, presque toujours mortelle, soit que l'on agisse sur la femme enceinte ou sur le fœtus qu'elle porte dans son sein.

(Voyez de l'autre côté la description des deux pelvimètres.)

DESCRIPTION DES DEUX PELVIMÈTRES.

FIGURE PREMIÈRE.

Compas d'épaisseur composé de deux branches de chacune un pied de longueur pour mesurer le bassin extérieurement.

A A branche du *rapporteur.*

BB branche *rectale.*

Ces deux branches se réunissent et se séparent à volonté en retirant le *manche* G qui est fixé sur la branche B au moyen de la vis de pression *d d.* A E. La branche du rapporteur se termine à son extrémité supérieure par une pièce à charnière 1, et à boîte ou mortaise 2 qui se ferme par une vis de pression 3.

Cette boîte ou mortaise sert à recevoir l'extrémité supérieure de la branche *rectale* B quand on se propose de former le compas d'épaisseur.

Nota. Pour que le quart de cercle soit juste dans son rapport il faut avoir l'attention de tenir l'extrémité inférieure des branches de l'instrument parfaitement de niveau, et que la pièce mobile ou à charnière soit exactement d'équerre avec la branche BB ; autrement le rapporteur accuserait en plus ou en moins ce qu'il est important d'éviter.

C'est au moyen de la charnière I de la branche du rapporteur A que l'on obtient l'écartement des deux branches qui font l'office des jambes du compas ordinaire.

DD. Le *rapporteur*, ou quart de cercle gradué qui est reçu dans une mortaise pratiquée dans l'épaisseur et au milieu de la branche rectale BB. Il indique le degré décartement de l'extrémité inférieure des branches.

4. Mortaise pour arrêter le quart de cercle ou rapporteur fixé par un pivot rivé à la branche qui porte son nom.

5. Vis de pression pour fixer le rapporteur au degré décartement où on l'a amené.

Figure deuxième.

Extrémité supérieure du Rapporteur vue de face.

1. Charnière. — 2 Boîte. — 3 Vis de pression.

Figure troisième.

Intro-Pelvimetre ou instrument pour mesurer le Bassin à l'intérieur.

BB, branche *rectale*.

a a extrémité supérieure qui est reçue dans le manche mobile G.

EE extrémité courbe en bec de cane.

G Manche à boîte *bb* et à vis de pression *dd*, destiné à fixer dans le manche l'extrémité *aa* de la branche rectale.

HH branche vaginale articulé par son centre *h* avec la branche rectale telle qu'elle doit être pendant son application.

E se trouve au-devant de l'angle sacro-vertébral.

K se trouve placée derrière la symphise du pubis.

Figure quatrième.

Cette figure représente l'échelle graduée tracée sur le plat de la branche *rectale* B. Elle sert à indiquer le degré d'écartement des deux branches (*rectales* et *vaginales*) lorsqu'elles sont appliquées à l'intérieur du bassin.

Figure cinquième.

Branche vaginale vue séparément.

H, le manche en trèfle.

J, vis de pression du manche.

K, branche vaginale, proprement dite.

gg, entaille destinée à recevoir la branche rectale après son introduction dans le rectum.

ff, *Écrou* pour recevoir la vis de pression qui sert de manche. Cette vis presse de bas en haut la branche rectale sur l'axe de la branche vaginale.

hh, pièce de recouvrement vue en place, en face et de profil. Cette pièce sert à assurer dans sa position la branche rectale lorsqu'elle a été reçue dans la branche vaginale.

II, vis qui sert de pivot à la pièce de recouvrement.

Nota. Les figures sans numero portant la lettre EE sont les extrémités arrondies de l'instrument vues de face.

FIN.

TABLE DES MATIÈRES.

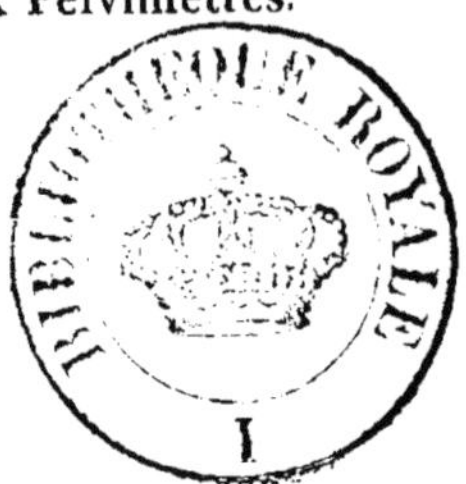

FIN DE LA TABLE.

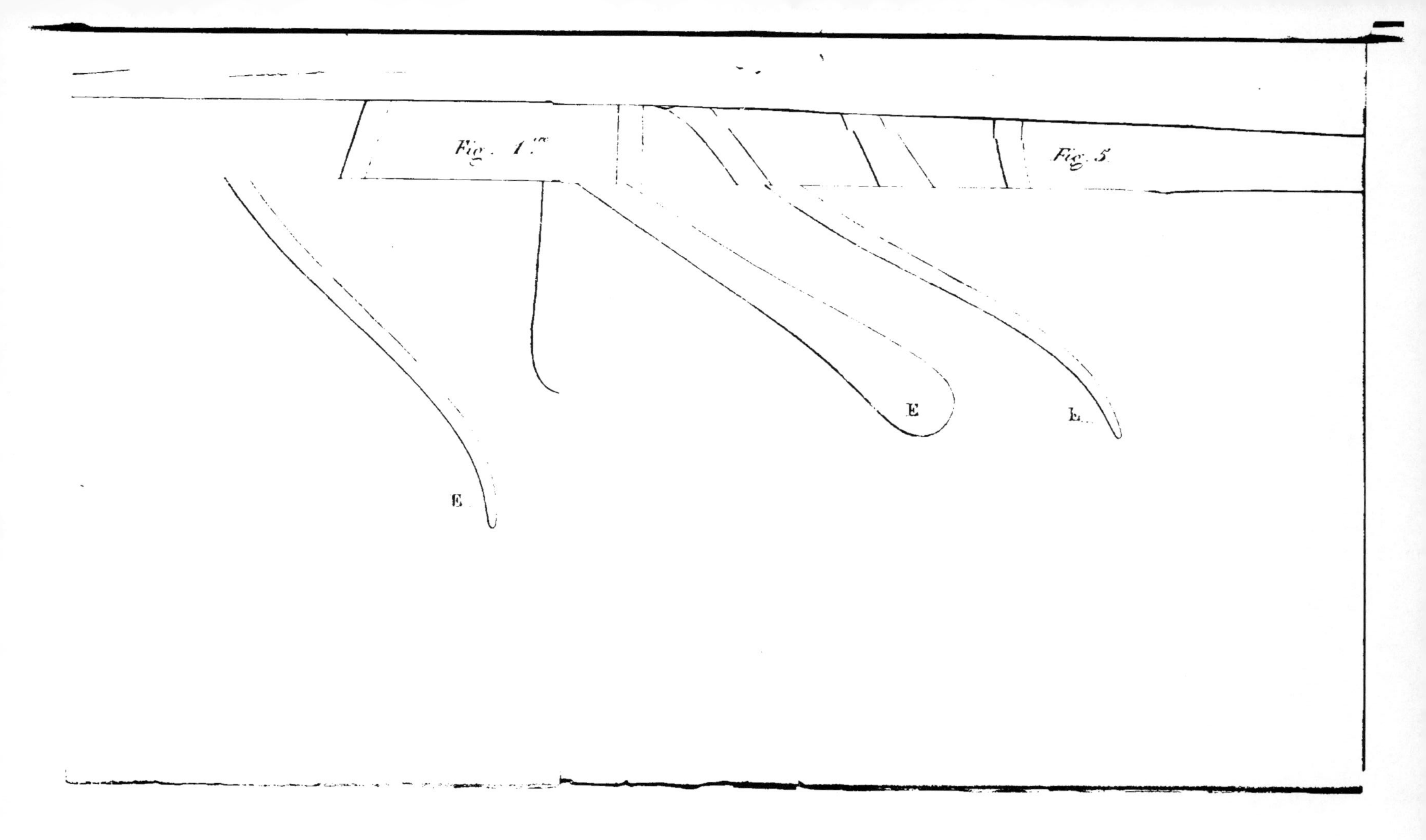

Fig. 1.re
Fig. 5
E
E
E

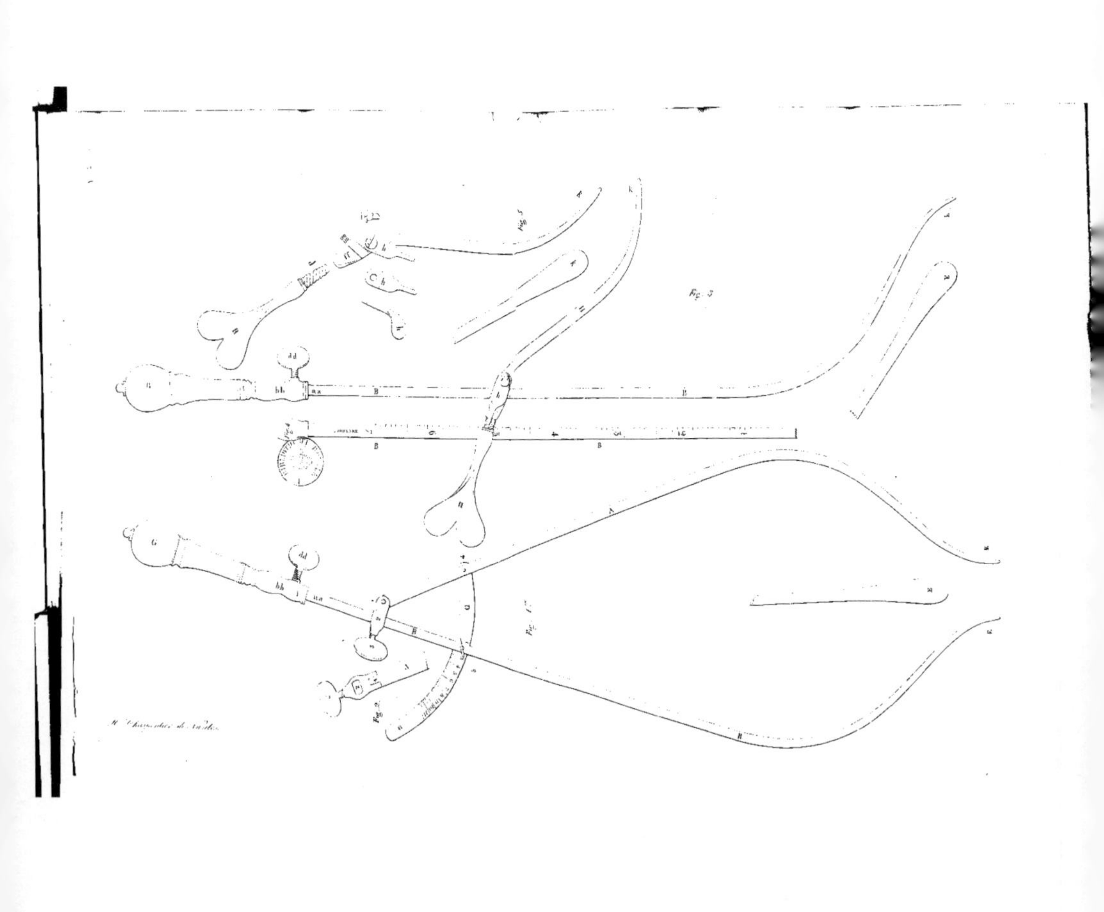

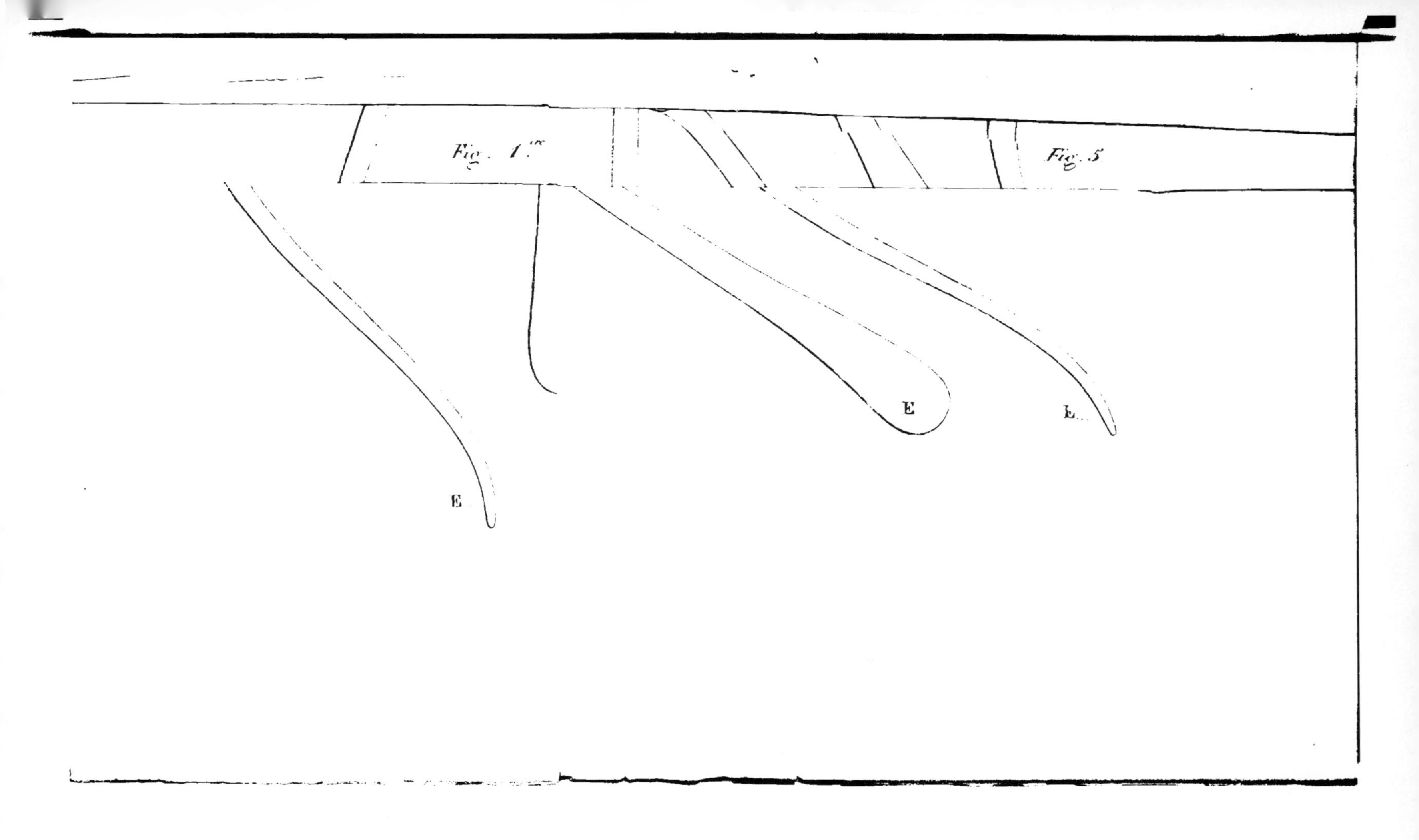
Fig. 1.re
Fig. 5
E
E
E

Imprimé en France
FROC031449101120
25696FR00017B/341

9 782329 484457